# EINE ERINNERUNG
# AN SOLFERINO

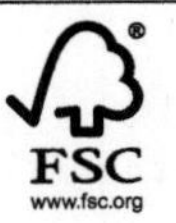
FSC
www.fsc.org
MIX
Papier aus ver-
antwortungsvollen
Quellen
Paper from
responsible sources
FSC® C105338

# Henry Dunant

# EINE ERINNERUNG AN SOLFERINO

Die Geburtsstunde
des Internationalen
Roten Kreuzes

*KALLISTO*

# IMPRESSUM

ISBN: 978-3751967525
F. HENRY DUNANT: EINE ERINNERUNG AN SOLFERINO
DIE GEBURTSSTUNDE DES
INTERNATIONALEN ROTEN KREUZES
Deutsche, vom Verfasser autorisierte Ausgabe,
nach der dritten Auflage des Originals bearbeitet.
Originalausgabe 2023/2021 (Print/eBook) by © Kallisto®
Neu überarbeitet und in aktualisierter Rechtschreibung
Lektorat: Richard Steinheimer
Endlektorat und Umschlaggestaltung: *das_redaktionsbuero_muc*
Herausgeber: © Kallisto® | kallisto@textkompetenz.net
Gesetzt aus der Garamond
Herstellung und Verlag: BoD – Books on Demand, Norderstedt
Dieses Buch gibt es auch als eBook,
z. B. im amazon Kindle Bookstore

# Inhalt


Begleitwort ......................................................6

Vorwort zur zweiten Original-Ausgabe .......8

EINE ERINNERUNG AN SOLFERINO  9

Anhang ........................................................91

# Begleitwort

»DIE SONNE DES 25. JUNI beleuchtete eines der schrecklichsten Schauspiele, das sich erdenken lässt. Das Schlachtfeld ist bedeckt von Leichen und Pferden ... an anderen Stellen liegen Unglückliche, die von Kugeln und Granaten getroffen zu Boden gestreckt sind, denen aber darüber hinaus noch die Räder der Geschütze, die über sie hinwegfuhren, Arme und Beine zermalmt hatten ... Dort liegt ein völlig entstellter Soldat, dessen Zunge aus dem zerschmetterten Kiefer hängt. Ich benetzte seine vertrockneten Lippen und seine verdorrte Zunge. Einem anderen Unglücklichen ist durch einen Säbelhieb ein Teil des Gesichts fortgerissen worden. Nase, Lippen und Kinn sind vom übrigen Teil des Kopfes getrennt ...«

Diese Worte schrieb der Schweizer Henry Dunant, der auf einer Geschäftsreise während der *Schlacht von Solferino* (s. u.) am 24. Juni 1859 in die Nähe des Kampffeldes geriet. Nach dem Gemetzel war er aufs Tiefste erschüttert von den Zuständen vor Ort: Tausende von Sterbenden und Schwerstverletzten auf freiem Feld und in notdürftig errichteten Lazaretten, kein medizinisches Personal, keine Wundversorgung, keine Medikamente, nicht einmal Verbandsmaterial gab es. Die wenigen Sanitätssoldaten waren schlecht ausgebildet, und auf tausend Verletzte kam ein Chirurg. Dunant beginnt mit Anwohnern Hilfe zu leisten, kauft Verbandszeug, lässt in Kirchen behelfsmäßig Spitäler einrichten.

»Die Frauen von Castiglione«, so schreibt er später, »erkannten bald, dass es für mich keinen Unterschied der Nationalität gibt, und so folgten sie meinem Beispiel und ließen allen Soldaten, auch wenn sie ihnen völlig fremd waren, das gleiche Wohlwollen zuteil werden. ›Tutti fratelli‹[1], wiederholten sie gerührt immer wieder.« Sobald ein Soldat verwundet ist, so Dunants Einstellung, ist er kein Soldat mehr, sondern ein Mensch, der alle Hilfe verdient. Jeder Verwundete muss versorgt werden, egal welche Uniform er trägt.

Seine geschäftlichen Pläne stellte der Schweizer nun zurück und schrieb stattdessen dieses Buch, ein dramatischer Erlebnisbericht eines Außenstehenden, den das Leid, das Entsetzen und die Qualen, die er hautnah miterlebt hatte, erschütterten. Dunant ließ das Buch auf eigene

---

[1] *Tutti fratelli* (ital.): alle(s) Brüder; alle sind Brüder

Kosten drucken und schickte es an Staatsmänner und führende Persönlichkeiten in Politik und Militär in Europa, mit dem Appell, eine Staaten übergreifende Institution zu schaffen, die an Kriegsschauplätzen überall auf der Welt als neutrale Partei auftritt und Verwundete beider Seiten versorgen kann. – Diese Idee war die Geburtsstunde des Internationalen Roten Kreuzes.

Dunants Buch erschien im Jahr 1862 und gilt als literarisches Meisterstück; eine zweite Auflage kam schon vier Monate später in die Buchläden und wurde zum Bestseller. Schon kurz darauf folgten Übersetzungen in fast alle europäische Sprachen.

Bereits im folgenden Jahr kam es in Genf zur Gründung des ›Internationalen Komitees der Hilfsgesellschaften für die Verwundetenpflege‹, das seit 1876 den Namen ›Internationales Komitee vom Roten Kreuz‹ (IKRK) trägt. Die 1864 beschlossene ›Genfer Konvention‹ geht wesentlich auf Vorschläge aus Henry Dunants Buch zurück. Im Jahr 1901 erhielt er für seine Lebensleistung zusammen mit dem französischen Pazifisten Frédéric Passy den ersten Friedensnobelpreis, der je vergeben wurde.

* * * * *

DIE SCHLACHT VON SOLFERINO gilt als eine der blutigsten auf europäischem Boden, bei der rund 300.000 Soldaten aufeinander trafen. Sie entschied den Sardinischen Krieg, auch Zweiter Italienischer Unabhängigkeitskrieg genannt, der 1859 zwischen dem Kaisertum Österreich einerseits, und anderseits Sardinien-Piemont, verbündet mit dem französischen Kaiserreich, ausgetragen wurde.

Die Heere trafen bereits gegen vier Uhr morgens aufeinander. Die Schlacht entwickelte sich auf einer Front von etwa 15 Kilometern Länge und zog sich, mit mehrfachen Vormärschen und Rückzügen beider Seiten, fast über den gesamten Tag hin. Am Abend des 24. Juni 1859 lagen in der Nähe der Ortschaft Solferino, südlich des Gardasees, mehrere Zehntausend Männer niedergemetzelt und verstümmelt am Boden: 6000 Soldaten waren gefallen, 24.000 schwer verletzt. – Die Niederlage der Österreicher ebnete den Weg zur Einigung Italiens.

# Vorwort zur zweiten Original-Ausgabe

DA DIESE SCHRIFT anfänglich nicht für die Öffentlichkeit bestimmt war, so kam die ganze erste Auflage nicht zum Verkauf; allein der Verfasser, von vielen Seiten aufgefordert, gab endlich seine Zustimmung zum Wiederabdruck. Er gibt sich übrigens der Hoffnung hin, dass er mit ihrer Veröffentlichung nur umso eher den Zweck erreicht, den er sich vorgestellt und der ihn auch veranlasste, den an ihn gelangten, so zahlreichen Begehren zu entsprechen.

*Henry Dunant*

* * * *

# EINE ERINNERUNG
# AN SOLFERINO

DER BLUTIGE SIEG VON MAGENTA hatte der französischen Armee die Tore Mailands geöffnet und der Enthusiasmus der Italiener erreichte seinen Gipfelpunkt; in Pavia, Lodi und Cremona wurden die Befreier überall mit Begeisterung begrüßt; die Linien der Adda, des Oglio und der Chiese waren von den Österreichern aufgegeben worden; denn, um endlich für die vorhergehenden Niederlagen eine glänzende Genugtuung sich zu verschaffen, sollten an den Ufern des Mincio bedeutende Streitkräfte vereinigt werden, an deren Spitze sich der junge und ritterliche Kaiser von Österreich stellte.

Den 17. Juni kam Victor Emmanuel nach Brescia woselbst ihn die seit zehn langen Jahren unterdrückte Bevölkerung mit begeisterten Huldigungen empfing, indem sie im Sohn Karl Albert's nicht allein einen Retter, sondern auch einen Helden begrüßte.

Den darauffolgenden Tag hielt Kaiser Napoleon in derselben Stadt seinen Siegeseinzug, umwogt von einer Bevölkerung, welche im Freudentaumel sich glücklich schätzte, dem Herrscher seine Erkenntlichkeit zu bezeugen, der ihr zur Wiedererlangung der Freiheit und Unabhängigkeit behilflich war. Den 21. Juni zogen der Kaiser der Franzosen und der König von Sardinien aus Brescia, das von ihren Truppen schon Tags vorher verlassen worden war. Den 22. wurden Lenato Castenedolo und Montechiaro besetzt; den 23., abends gab der Kaiser, als Ober-Kommandant des ganzen Heeres, den Befehl an die bei Desenzano lagernde Armee des Königs Victor Emmanuel, welche den linken Flügel der Alliierten bildete, den 24. morgens gegen Pozzolengo aufzubrechen. Marschall Baraguey d'Hilliers sollte gegen Solferino, der Herzog von Magenta gegen Cavriana, General Niel nach Guidizzolo und Marschall Canrobert nach Medole marschieren, indessen die kaiserliche Garde in Castiglione Stellung zu fassen hatte. Die ganze alliierte Streitmacht war 130.000 Mann stark mit etwa 400 Geschützen.

Dem Kaiser von Österreich standen in der Lombardei neun Armee-Corps in der Gesamtstärke von 230.000 Mann zur Verfügung, da seine Invasionsarmee durch die Besatzungen von Verona und Mantua verstärkt worden war. Auf den Rat des Feldzeugmeisters Baron Heß hatten sich die kaiserlichen Truppen, von Mailand und Brescia an, deshalb fortwährend zurückgezogen, damit zwischen der Etsch und dem Mincio sämtliche Streitkräfte Österreichs in Italien vereinigt würden; allein nur sieben Armee-Corps oder 170.000 Mann mit etwa 500 Geschützen konnten als für die Kriegsoperationen verwendbar angesehen werden.

Das kaiserliche Hauptquartier war von Verona nach Villafranca und von da nach Valeggio verlegt worden, worauf die Truppen Befehl erhielten den Mincio bei Peschiera, Salionze, Valeggio, Ferri, Goito und Mantua wieder zu überschreiten. Das Gros der Armee wurde von Pozzolengo nach Guidizzolo verlegt, um von da aus, auf den Ratschlag mehrerer erfahrener Feldmarschall-Lieutenants die franco-sardische Armee zwischen dem Mincio und der Chiese anzugreifen.

Die österreichischen Streitkräfte bildeten unter den Befehlen des Kaisers zwei Haupt-Armeen. Die erste wurde von dem Feldzeugmeister Graf Wimpffen kommandiert, unter dessen Befehlen die Corps der Feldmarschall-Lieutenants Prinz Edmund von Schwarzenberg, Graf Schaafgottsche und Baron von Veigl, sowie die Kavallerie-Division des Grafen Zedtwitz standen. Diese erste Armee bildete den linken Flügel und fasste in der Umgegend von Volta, Guidizzolo, Medole und Castel Goffredo Stellung.

Die zweite Haupt-Armee war vom Kavallerie-General Graf Schlick befehligt, und unter ihm standen die Feldmarschall-Lieutenants Graf Clam-Gallas, Graf Stadion, Baron von Zobel und Ritter von Benedek, sowie die Kavallerie-Division des Grafen Mensdorf. Diese Armee bildete den rechten Flügel und hielt Capriana, Solferino, Pozzolengo und San Martino besetzt.

Alle Höhen zwischen Pozzolengo, Solferino, Cavriana und Guidizzolo waren somit den 24. morgens in den Händen der Österreicher und starke Batterien schmückten die Mamelons, welche das Zentrum einer ausgedehnten Offensiv-Linie bildeten und dem rechten und linken Flügel erlaubten, sich im Notfall unter den Schutz der als uneinnehmbar angesehenen befestigten Höhen zurückzuziehen. Obgleich beide feindlichen Heere sich gegeneinander in Bewegung setzten, so dachten sie doch nicht, so bald und so heftig aufeinander zu stoßen. Die Österreicher hatten gehofft, dass nur ein Teil der franco-sardischen Armee die Chiese überschritten habe, sie kannten den Plan Napoleons nicht und waren überhaupt ohne jede genauere Nachricht über die feindlichen Bewegungen.

Auch die Alliierten glaubten nicht, so schnell der Armee des Kaisers von Österreich zu begegnen; denn die Rekognoszierungen, die Beobachtungen und Berichte der Plänkler, sowie die während des 23. in die Höhe gelassenen Luftballons ließen in keiner Weise die Spur einer neuen feindlichen Offensivbewegung oder gar eines Angriffsplans entdecken.

So war also, trotzdem dass beide Teile sich auf eine baldige und große Schlacht vorbereitet hatten, der Zusammenstoß der Österreicher und der Franco-Sarden am Freitag den 24. Juni ein gegenseitig überraschender, Dank der Unkenntnis der Heerführer über die gegnerischen Bewegungen.

Wohl jedermann hat über die Schlacht von Solferino einen Bericht gehört oder gelesen. Eine so ergreifende Erinnerung verwischt sich gewiss nicht so leicht, und hier wohl um so minder, als die Folgen dieses Tages in mehreren Staaten Europas jetzt noch fühlbar sind. Als einfacher Tourist, und dem Zweck dieses großen Kampfes vollkommen ferne stehend, hatte ich, durch besondere Umstände begünstigt, das seltene Vorrecht, bei dem ergreifenden Schauspiel, das ich hier zu schildern versuchen werde, zugegen zu sein. Ich will übrigens in den folgenden Zeilen nur meine persönlichen Eindrücke wiedergeben, und man wird darum auch hier weder genauere Einzelheiten, noch strategische Aufschlüsse entdecken, die in anderen Werken ihren Platz finden mögen.

Während des denkwürdigen Tages, des 24. Juni, standen sich mehr als 300.000 Mann gegenüber, die Schlachtlinie hatte eine Ausdehnung von fünf Meilen und man schlug sich während 15 Stunden.

Die österreichische Armee musste, nachdem sie während der ganzen Nacht vom 23. die Strapazen eines anstrengenden Marsches zu überdauern hatte, vom frühen Morgen des 24. an den gewaltigen Schock der alliierten Armee aushalten musste, hatte sie überdies bei der drückendsten Hitze vom Hunger und Durst zu leiden, da mit Ausnahme einer doppelten Ration Branntwein der größte Teil dieser Truppen während des ganzen Tages keine Nahrung zu sich nehmen konnte.

In der französischen Armee, die sich mit Tagesanbruch in Marsch setzte, hatten die Leute nur den Morgenkaffee zu sich genommen, sodass die Erschöpfung der Streiter und besonders der unglücklichen Verwundeten am Ende dieser furchtbaren Schlacht den höchsten Grad erreicht hatte. Gegen drei Uhr morgens setzten sich die von den Marschällen Baraguey d'Hilliers und Mac Mahon befehligten Corps gegen Solferino und Cavriana in Marsch; allein kaum hatten die Spitzen ihrer Kolonnen Castiglione überschritten, so stießen sie auf die österreichischen Vorposten vor sich, welche ihnen das Terrain streitig machten.

Beide Armeen rüsten sich zum Kampf. Auf allen Seiten ertönen die Trompeten zum Angriff, wirbeln die Trommeln. Kaiser Napoleon, welcher die Nacht in Montechiaro zugebracht hatte, begibt sich in aller Eile nach Castiglione. Um sechs Uhr hat der Kampf ernstlich begonnen. Die Österreicher rücken in vollkommener Schlachtordnung auf den gebahnten Straßen vor. Im Zentrum ihrer festgeschlossenen Massen in weißen Waffenröcken sieht man die schwarz gelben Fahnen mit dem kaiserlichen Adler Österreichs flattern.

Unter allen am Kampf teilnehmenden Corps bietet besonders die französische Garde einen imposanten Anblick dar. Es ist ein herrlicher Tag und der blendende Schein der Sonne Italiens spiegelt sich in dem Waffenschmuck der Dragoner, Guiden, Lanziers und Kürassiere wieder.

Mit dem Beginn der Aktion hatte der Kaiser Franz Joseph mit seinem Generalstab sein Hauptquartier verlassen, um sich nach Volta zu begeben; er war von den Erzherzogen des Hauses Lothringen begleitet, unter denen man besonders den Großherzog von Toskana und den Herzog von Modena bemerkte.

Inmitten eines den Alliierten vollkommen fremden und ungeheure Schwierigkeiten darbietenden Terrains fand der erste Zusammenstoß statt. Die französische Armee musste sich vor allem durch die mit Nebengeflechten verbundenen Maulbeerbaumreihen, die als wirkliche Terrain-Hindernisse betrachtet werden können, Bahn brechen, außerdem hemmten große ausgetrocknete Gräben, dann zwar niedere, aber mitunter breite und lang hinziehende Mauern jedes rasche Vorrücken; die Pferde mussten die Mauern erklimmen, durch die Gräben traben.

Die auf den Höhen und Hügeln aufgestellten Österreicher ließen ihre Batterien auf die französische Armee spielen, welche mit einem Hagel von Vollkugeln, Kartätschen und Bomben überschüttet wurden. In die dichten Wolken des von den Geschützen aufsteigenden Pulverdampfes

mischt sich die durch rikoschettierende[2] Geschosse aufgeworfene Erde
und der aufwirbelnde Staub. Die Franzosen, trotzend dem verheerenden
Feuer der Batterien, die den Tod in ihre Reihen schleudern, stürzen sich
wie ein tobendes Gewitter von der Ebene her im Sturm gegen diese
Stellungen, entschlossen sie um jeden Preis zu nehmen.

Während der steigenden Mittagshitze ist auf allen Seiten der Kampf
am heftigsten entbrannt. Geschlossene Kolonnen dringen aufeinander
ein mit dem Ungestüm zerstörender Ströme, die alles auf ihrem Weg
niederreißen; ganze französische Regimenter werfen sich in Plänckler-
ketten auf die immer zahlreicher in Linie rückenden drohenden österreichischen Massen, welche gleich Mauern von Eisen festen Fußes den
Angriff erwarten; ganze Divisionen legen die Tornister ab, um sich
besser und rascher mit dem Bajonett auf den Feind werfen zu können;
wenn ein Bataillon zurückgeworfen ist, rückt ein anderes an seiner Stelle
vor. Um jeden Mamelon[3], um jeden Hügel, um jeden Felsvorsprung
werden hartnäckige Kämpfe geliefert, ganze Haufen von Toten sind auf
den Hügeln, in den Hohlwegen aufgetürmt.

Österreicher und Alliierte töten einander auf den blutigen Leichnamen, sie morden sich mit Kolbenschlägen, zerschmettern sich das
Gehirn, schlitzen sich mit Säbeln und Bajonetten die Leiber auf: kein
Pardon wird mehr gegeben, es ist ein Gemetzel, ein Kampf wilder,
wütender, blutdürstiger Tiere, und selbst die Verwundeten verteidigen
sich bis zum Äußersten; wer keine Waffen mehr besitzt fasst seinen
Gegner an der Gurgel und zerfleischt ihn mit den Zähnen.

Dort findet ein ähnlicher Kampf statt, allein er wird noch
schrecklicher durch das Nahen einer Eskadron Kavallerie, welche im
Galopp heransprengt; die Pferde zertreten unter ihren Hufen Tote und
Sterbende; einem armen Verwundeten wird die Kinnlade zerrissen,
einem andern die Hirnschale zerschmettert, einem Dritten, der noch zu
retten gewesen wäre, die Brust eingetreten. In das Wiehern der Pferde
mischen sich Flüche, Schmerzens- und Verzweiflungsrufe und Wutgeschrei. Dort ist es die Artillerie, die in gestrecktem Lauf der Kavallerie
über die umherliegenden verstümmelten Leichname und Verwundete
folgt, und sich wie jene über sie Bahn bricht; auch hier gibt es zertretene

---

[2] *rikoschettierend (franz.):* flach aufprallend

[3] *Mamelon (franz.):* Festung, Hügel

Hirnschalen, zerschmetterte Gebeine, der Boden wird mit Blut getränkt, mit menschlichen Überresten bedeckt.

Die französischen Truppen stürmen mit unwiderstehlicher Gewalt die steilen Abhänge gegen die Mamelons, unter dem Gewehrfeuer der österreichischen Infanterie, dem Kartätschenhagel und dem Zerplatzen der Bomben. Kaum ist jetzt ein Mamelon genommen, kaum haben etliche Eliten-Kompanien in höchster Ermattung und im Schweiß gebadet den Gipfel erstiegen, so stürzen sie sich gleich einer Lawine auf die Österreicher, werfen sie zurück, treiben sie von Posten zu Posten und verfolgen sie bis in die Hohlwege und Gräben.

Die Stellungen der Österreicher sind ausgezeichnet, sie haben sich in den Häusern und Kirchen von Medole, Solferino und Cavriana verschanzt. Allein nichts hält, nichts verhindert oder vermindert das Gemetzel, man tötet sich im Großen und im Kleinen, jeder Fleck Bodens wird mit dem Bajonett erkämpft, jedes Gehöft wird Schritt um Schritt verteidigt; die Dörfer werden nur Haus um Haus, Scheune um Scheune erobert, jedes Gebäude muss einzeln belagert werden, und die Tore, die Fenster und die Höfe sind Schauplätze des wildesten Mordens.

Das französische Kartätschenfeuer verursachte eine große Unordnung in den österreichischen Massen; es bedeckte die Hügelabhänge mit Toten und schleuderte Verheerung und Tod selbst bis auf unglaubliche Entfernungen in die Reserven der österreichischen Armee. Allein wenn gleich die Österreicher wichen, so geschah dies doch nur Schritt um Schritt, und um bald wieder zum Angriff zu schreiten; ihre Reihen schlossen sich wieder und immer wieder zusammen, um gleich darauf von Neuem durchbrochen zu werden.

In der Ebene treibt der Wind Staubwolken von der Straße vor sich her und wie ein dichtes Nebelmeer verdunkelt dieses Gewölk die Luft und erblindet fast die Streiter.

Wenn auch da und dort für Augenblicke das Kämpfen nachzulassen scheint, so beginnt es doch bald wieder mit erneuerter Wut. Die frischen Reserven der Österreicher füllen bald die Lücken wieder aus, welche die Wucht der eben so hartnäckigen als tödlichen Angriffe in ihren Reihen gerissen. Fortwährend hört man auf dieser oder jener Seite zum Angriff die Trompeten blasen, die Tamboure schlagen.

Die Garde gibt Beweise des höchsten Mutes. Die Schützen, die Jäger und die Linientruppen wetteifern mit ihr an Ausdauer und Kühnheit.

Die Zuaven[4] stürzen mit dem Bajonett, aufspringend wie wilde Tiere, mit furchtbarem Geschrei voran. Die französische Kavallerie dringt auf die österreichische ein, Ulanen und Husaren durchbohren und zerfleischen sich; die von der Hitze des Kampfes selbst erregten Pferde werfen sich auf die feindlichen und beißen sich, indessen ihre Reiter aufeinander einhauen oder sich niederstoßen. Die Kampfeswut ist so groß, dass man auf einigen Punkten, wo die Munition ausgegangen und auch die Gewehre schon zerschmettert worden, zu Steinen seine Zuflucht nimmt und Leib an Leib damit aufeinander losschlägt.

Die Kroaten töten alles, was ihnen begegnet; sie geben den alliierten Verwundeten mit dem Kolben den Gnadenstoß, indessen die algerischen Jäger, deren Führer vergebens ihrer Grausamkeit Einhalt zu tun suchen, mit den österreichischen Verwundeten, gleichviel ob Offiziere oder Soldaten, in gleicher Weise verfahren und bei dem Handgemenge ein wildes Geschrei ausstoßen. Die stärksten Positionen werden genommen, wieder verloren, wieder gewonnen, um von Neuem wieder verloren, wieder erobert zu werden. Überall fallen zu Tausenden Streiter dahin, verstümmelt, von Kugeln durchbohrt oder von Geschossen jeder Art tödlich getroffen.

Wenn auch der Zuschauer von den dem Städtchen Castiglione zunächst liegenden Höhen nicht die ganze Schlachtlinie zu übersehen im Stande war, so konnte er doch leicht erkennen, dass die Österreicher das Zentrum der Alliierten zu sprengen suchten, um Solferino zu decken, das durch seine Lage zum Hauptobjekt, zum Zankapfel der Schlacht wurde; man bemerkte wohl, welche Mühe sich der Kaiser der Franzosen gab, um die verschiedenen Corps seiner Armee zusammenzuhalten, damit sie sich gegenseitig unterstützen könnten.

Sobald Kaiser Napoleon bemerkte, dass es bei den österreichischen Truppen an einer zusammengreifenden umfassenden Leitung fehlte, befahl er den Armee-Corps von Baraguey d'Hilliers und Mac Mahon und alsdann ebenfalls der von Marschall Regnaud de St. Jean d'Angely kommandierten Kaisergarde, zu gleicher Zeit die Verschanzungen von Solferino und S. Cassiano anzugreifen und das feindliche Zentrum zu sprengen, das die Armee-Corps Stadion, Clam-Gallas und Zobel

---

[4] *Zuaven (arab.):* nordafrikanische, ursprünglich rein algerische Söldnertruppe

bildeten, die nur nach und nach zur Verteidigung dieser so wichtigen Stellung in die Linie rückten.

Bei San Martino hält der tapfere und unerschrockene Feldmarschall Benedek mit nur einem Teil der zweiten österreichischen Armee gegen die ganze sardische Armee Stand, welche mit Heroismus unter den Befehlen ihres Königs kämpft, von dessen Gegenwart entflammt. Der rechte Flügel der alliierten Armee, von den Corps des Generals Niel und des Marschalls Canrobert gebildet, leistet mit unbeugsamer Energie der vom Grafen Wimpffen befehligten ersten österreichischen Armee Widerstand, deren drei Corps unter Schwarzenberg, Schaafgottsche und Veigl freilich nicht im Stande sind, in ihre Bewegungen eine passende Übereinstimmung zu bringen.

Marschall Canrobert, der genau den Anordnungen des Kaisers der Franzosen folgte, indem er sich mehr abwartend verhielt, was auch nicht gerade tadelnswert erscheint, führte nicht gleich vom Morgen an seine noch verfügbaren Kräfte ins Gefecht; allein der größte Teil seines Armee-Corps, die Divisionen Renault und Trochu, sowie die Reiterei des Generals Partouneaux nahmen lebhaften Teil an der Schlacht.

Wenn Marschall Canrobert anfänglich durch die Voraussicht zurückgehalten wurde, dass ihn das Armee-Corps des Prinzen Eduard von Liechtenstein angreifen werde, welches nicht bei den zwei österreichischen Armeen inbegriffen war, sondern durch sein Herausrücken aus Mantua den Kaiser Napoleon beschäftigte, so war auch dieses Liechtensteinische Corps seinerseits in seiner Aktion durch Canrobert paralysiert, besonders da sich das Armee-Corps des Prinzen Napoleon näherte, von welchem eine Division von Piacenza aus heranrückte.

Die Generale Forey und Ladmirault hatten mit ihren mutigen Kolonnen an diesem denkwürdigen Tag die Schlacht eröffnet; sie bemächtigten sich nach unbeschreiblichen Kämpfen der Hügellinien des niedlichen Mamelons dei Cipressi, gleichwie des Turmes und des Gottesackers von Solferino, berüchtigt durch die schauderhafte Metzelei, deren sie die Zeugen und der Schauplatz waren; dieser Zypressen-Berg wurde endlich mit Sturm genommen und, auf der Höhe angekommen, ließ Obrist d'Auvergne auf der Spitze des Degens sein Taschentuch als Zeichen des Sieges flattern.

Allein diese Erfolge hatten die Alliierten schwere Opfer gekostet. Dem General de Ladmirault wurde die Schulter von einer Kugel zerschmettert; jedoch kaum dass der heldenmütige Verwundete sich in dem in der Kapelle des kleinen Ortes aufgeschlagenen Feldlazarett hatte verbinden lassen, nahm er von Neuem trotz seiner schweren Wunde zu Fuß am Kampf teil, ermutigte seine Bataillone, bis eine zweite Kugel ihn im linken Bein traf. Der ruhige und trotz seiner schwierigen Stellung unerschütterliche General Forey wurde in der Hüfte verwundet, sein weißer Caban, den er über der Uniform trug, wurde von Kugeln durchlöchert, seine Adjutanten fielen an seiner Seite; einem derselben, dem 25-jährigen Hauptmann von Kervenoel riss ein Bombenstück das Hirn hinweg. Am Fuß des Zypressen-Mamelon und im Augenblick, da er seine Schützenlinie vorwärts führte, stürzte General Dieu tödlich getroffen vom Pferd; auch General Douay wurde unweit seines Bruders, des getöteten Obristen Douay, verwundet. Dem Brigade-General Auger wurde von einer Kanonenkugel der linke Arm zerschmettert; auf dem Schlachtfeld zum Divisions-General ernannt, fand er auch da seinen Tod.

Die französischen Offiziere, immer voran mit geschwungenem Degen, rissen ihre Soldaten mit sich fort, sie fielen an der Spitze ihrer Bataillone, wo ihr Ordensschmuck und ihre Epaulette sie zu Zielpunkten für die Tiroler Scharfschützen machten. Bei dem ersten Regiment der afrikanischen Jäger und zur Seite des tödlich getroffenen Obrist-Lieutenant Laurans des Ondes drang der nur 22-jährige Unterlieutenant von Salignac-Fenelon in ein österreichisches Carré und bezahlte seine glänzende Heldentat mit dem Leben. Obrist von Maleville, welcher unter dem furchtbaren Feuer des Feindes bei dem Landgut von La Casa nova von der Übermacht überwältigt zu werden fürchtete und dessen Mannschaft keine Munition mehr hatte, ergriff die Regimentsfahne und rief: »Wer seine Fahne liebt, folge mir!« Seine Soldaten folgten ihm stürmend mit dem Bajonett, eine Kugel zerschmetterte ihm das Bein, allein trotz den furchtbarsten Schmerzen blieb er dennoch, indem er sich auf dem Pferd stützen ließ, an der Spitze der Seinen.

Nicht weit davon wurde der Bataillons-Kommandant Herbert getötet, als er, um einen Adler zu retten, sich in das dichte Handgemenge drängte; zusammenstürzend und zertreten unter den Füßen der Kämpfenden, rief er noch, ehe er den Geist aufgab, den Seinen zu: »Mut, meine Kinder!«

Bei dem Mamelon des Turmes von Solferino eroberte Lieutenant Moneglia bei den Fußjägern der Garde für sich allein sechs Geschütze, von denen vier bespannt waren und kommandiert von einem österreichischen Obristen, der ihm seinen Degen übergab. Lieutenant von

Guifeul, welcher die Fahne eines Infanterie-Regimentes trägt, und dessen Bataillon von zehnfach stärkeren Kräften umzingelt wird, fällt, von einer Kugel getroffen, presst jedoch die Fahne wie sein kostbarstes Kleinod an die Brust; ein Sergeant bemächtigt sich der Fahne, um sie zu retten, eine Stückkugel reißt ihm das Haupt hinweg; ein Hauptmann tränkt sie mit seinem Blut in demselben Augenblick, als seine Hand die Fahnenstange erfasst, welche zerschmettert wird.

Alle, welche diese Fahne ergreifen, Unteroffiziere und Soldaten, sie fallen Einer nach dem andern, aber lebend und tot dienen ihre Leiber ihr als letzter Wall, bis dieser glorreiche Überrest, zerrissen und zerbrochen, in den Händen eines Sergeant-Majors des Regimentes von Obrist Abatucci bleibt. Der Kommandant de la Rochefoucauld Liancourt, ein verwegener afrikanischer Jäger, stürzte sich auf die ungarischen Carrés, sein Pferd wurde von Kugeln durchbohrt, und er selbst, von zwei Schüssen getroffen, fiel endlich in die Hände der Ungarn, welche nunmehr ihr Carré wieder schließen.[5]

Bei Guidizzolo ging der österreichische Obrist Franz Karl von Windisch-Grätz an der Spitze seines Regiments dem sicheren Tod entgegen, um sich wieder in den Besitz der starken Stellung von Casa Nova zu setzen; tödlich getroffen, kommandierte er noch; seine Soldaten stützten ihn, trugen ihn auf ihren Armen, sie hielten unbeweglich unter einem Hagel von Kugeln stand, indem sie ihm noch als letzte Schutzmauer dienten; sie wissen, dass der Tod ihnen droht, allein sie wollen ihren Obrist nicht verlassen, den sie achten und lieben, und der endlich in ihren Armen stirbt. Auch die Feldmarschall-Lieutenants Graf von Crenneville und Graf Palffy wurden mutig kämpfend schwer verwundet; ebenso, im Armee-Corps des Baron von Veigl, der Feldmarschall Blomberg und sein General-Major Baltin. Baron Sturmfeder, Baron Pidoll und Obrist von Mumb wurden getötet. Die Lieutenants von Steiger und von Fischer fielen als Wackere unweit des jungen Prinzen von Isenburg, welcher, glücklicher als sie, noch lebend vom Schlachtfeld weggebracht werden konnte. Marschall Baraguey d'Hilliers, von seinen Generalen Lebeouf, Bazaine, de Regrier, Douay, d'Alton, Forgeot, sowie den

---

[5] Sobald der Kaiser von Österreich erfuhr, dass ein La Rochefoucauld zum Gefangenen gemacht wurde und verwundet sei, gab er den Befehl, dass er mit aller Zuvorkommenheit behandelt und gepflegt werden solle.

Obristen Cambriels, Micheler gefolgt, war jetzt in dem Ort Solferino eingedrungen, das von dem Grafen Stadion und den Feldmarschall-Lieutenants Palffy und Sternberg verteidigt wurde, deren Brigaden Bils, Buchner, Gaal, Koller und Festetics lange Zeit hindurch auch die heftigsten Angriffe zurückwiesen, bei denen sich General Camou mit seinen Jägern und Schützen, die Obristen Brincourt und von Taxis, welche verwundet wurden, und Obristlieutenant Hemard, der von zwei Kugeln in die Brust getroffen wurde, auszeichneten.

General Desvaux trotzte mit der ihm eigenen Kühnheit und seiner bewundernswürdigen Kaltblütigkeit an der Spitze seiner Reiterei in heldenmütigem Kampf dem gewaltigen Angriff der ungarischen Infanterie; er unterstützte durch den unwiderstehlichen Andrang seiner Schwadronen die kräftige Offensivbewegung des Generals Trochu gegen die Armee-Corps von Veigl, Schwarzenberg und Schaafgottsche bei Guidizzolo und Nebecco, bei welcher Gelegenheit sich die Generale Morris und Partouneaux gegen die Mensdorff'sche Reiterei auszeichneten.

Die unerschütterliche Standhaftigkeit des Generals Niel, der mit den Generalen de Failly, Binoy und de Luzy in der Ebene von Medole gegen drei große Divisionen der Armee des Grafen Wimpffen standhielt, gestattete dem Marschall Mac Mahon mit den Generalen de La Motterouge und Decaen und der Garde-Reiterei, die den Schlüssel der Positionen von San Cassiano und Cavriana bildenden, Höhen zu umgehen und sich auf der Parallel-Hügellinie festzusetzen, woselbst die Truppen der Feldmarschälle Clam Gallas und Zobel sich in dichten Kolonnen aufgestellt hatten; allein der ritterliche Prinz von Hessen, einer der Helden der österreichischen Armee und würdig, sich mit dem berühmten Sieger von Magenta zu messen, verteidigte, indem er mit Kühnheit bei San Cassiano den Kampf engagierte, die drei Mamelons des Fontana-Berges. General de Sevelinges ließ unter dem Kugelregen der Österreicher seine gezogenen Kanonen hinaufschaffen, welche, da die Pferde die steilen Abhänge nicht zu ersteigen vermochten, die Garde-Grenadiere hinaufziehen mussten, und damit die auf diese eigentümliche Weise auf die Hügel geschafften Batterien rasch ihr Feuer auf den Feind abgeben konnten, bildeten sie dann ruhig und kaltblütig von den in der Ebene gebliebenen Caissons bis hinauf eine Kette und reichten so von Hand zu Hand den Artilleristen die Munition.

General de La Motterouge bemächtigte sich endlich Cavriana trotz des hartnäckigsten Widerstandes und den sich wiederholenden Offensiv-Versuchen der deutschen Offiziere, welche stets wieder von Neuem ihre Abteilungen vorwärts führten. Die Schützen des Generals Manèque, welche ihre Munition verbraucht hatten, füllten ihre Patronentaschen bei den Grenadieren, allein bald war auch diese verschossen und nun griffen sie die Höhen von Solferino und Cavriana mit dem Bajonett an und bemächtigten sich, gestützt von General Mellinet trotz der überlegenen feindlichen Kräfte dieser Stellungen. Nebecco fiel in die Hände der Alliierten, dann wieder in die der Österreicher, denen es wieder entrissen wurde, worauf sie es abermals nahmen, bis es endlich General Renault schließlich besetzte und behauptete.

Beim Angriff auf den Fontana-Berg wurden die algerischen Jäger wahrhaft dezimiert, ihre Obristen Laure und Herment getötet, der größte Teil ihrer Offiziere fiel, was jedoch gerade ihre Wut noch erhöhte; sie feuerten sich gegenseitig an, um den Tod ihrer Offiziere zu rächen und stürzten sich mit der Wut des Afrikaners und dem Fanatismus des Mohammedaners auf ihre Feinde, sie gleich blutgierigen Tigern niederwerfend und mordend. Die Kroaten legten sich zu Boden, versteckten sich in den Gräben, um dann beim Nahekommen der Feinde hervorzuspringen und sie auf Kolbenlänge zu töten.

Bei S. Martino wurde ein Bersaglieri-Offizier, Hauptmann Pallavicini verwundet, seine Soldaten fangen ihn in den Armen auf, tragen ihn hinweg und bringen ihn in eine Kapelle, woselbst er die erste Pflege findet; allein die nur für einen Augenblick zurückgeworfenen Österreicher rücken wieder im Sturm vor und dringen in die Kirche; die Bersaglieri, zu schwach zum Widerstand, müssen ihren Führer verlassen; alsbald dringen die Kroaten herein, und mit großen Steinen, die sie am Portal aufgelesen, zerschmettern sie das Haupt des Hauptmanns, dessen Hirn ihre Waffenröcke bespritzt. Inmitten dieser verschiedenartigen, sich stets wieder erneuernden und unaufhaltsam fortdauernden Kämpfe vernimmt man die fluchenden Ausrufe von Männern von so vielerlei Nationen, und wie viele dieser Leute waren schon mit dem 20. Lebensjahr zum Menschenmord gezwungen!

Im dichtesten Gedränge, während die Erde zitterte wie von einem tobenden Orkan erschüttert, unter dem Sausen der in Pulverdampf gehüllten Kugeln, welche in ihrem mörderischen Flug den Boden fegten und mit dem Leuchten des zündenden Blitzes den Hekatomben von

Toten immer neue Opfer beigesellten, eilte der Almosenier des Kaisers Napoleon, Abbé Laine, von Ambulanz zu Ambulanz, um den Sterbenden Worte des Trostes und des Mitgefühls auf den letzten Weg mitzugeben.

Kommandant Mennessier, dessen beide Brüder, der eine Oberst und der andere Hauptmann, schon bei Magenta gefallen wären, wurde nun hier bei Solferino vom Tod erreicht. Einem Unterleutnant der Linie wurde der linke Arm von einer Biskaja-Kugel zerschmettert und das Blut floss in Strömen aus seiner Wunde; unter einem Baum sitzend legte ein ungarischer Soldat auf ihn an, allein dieser wurde von einem seiner Offiziere zurückgehalten, der, indem er sich dem jungen französischen Offizier näherte, ihm voll Mitgefühl die Hand drückte und den Befehl gab, ihn an einen minder gefährlichen Platz zu bringen. Marketenderinnen drängten sich wie einfache Soldaten unter dem Feuer des Feindes in die Reihen der Kämpfenden, um armen verstümmelten Soldaten beizustehen, welche nach Wasser riefen; und sie selbst werden verwundet, während sie den Unglücklichen zu trinken geben und sie zu verbinden suchen[6].

Nicht fern davon suchte sich ein Husarenoffizier unter seinem von einem Bombenstück getöteten Pferd hervorzuarbeiten, erschöpft von dem Blutverlust, den ihm seine eigenen Wunden verursachten; wieder weiter erblickte man ein davonsprengendes Ross, das den blutigen Leichnam seines Reiters mit sich schleifte; dann auch wieder Pferde, die, menschlicher als ihre Reiter, mit jedem Huftritt sorgsam die Berührung der Opfer dieser furchtbaren Schlacht zu vermeiden suchten. Ein Offizier der Fremden-Legion wurde von einer Kugel getroffen, sein Hund, der eine große Anhänglichkeit an ihn hatte, und den er als Liebling des Bataillons aus Afrika mit herüber genommen, begleitete ihn auch hier, folgte jedoch, von der stürmenden Bewegung mit fortgerissen dem Bataillon, bis auch er etliche Schritte weiter von einer Kugel getroffen

---

[6] Es sind vielleicht die nämlichen, welche den 3. Juni 1862 von der Mexikanern lebendig an die Pulverwagen gebunden, mit zehn Soldaten in die Luft gesprengt wurden, die einen Convoi von Lebensmitteln und Munition von Vera-Cruz aus nach dem französischen Lager führten und etwa eine Meile von Tejeria von Guerilla-Banden umzingelt worden waren.

fiel, noch aber die Kraft fand, um zu seinem Herrn zu kriechen und auf dem Leichnam desselben zu verenden. Bei einem andern Regiment ist es eine Ziege, die ein Schütze adoptiert hatte und die, von den Soldaten geliebt und ein Kind des Regiments, unerschrocken inmitten des Kugel- und Kartätschen-Regens diesem zum Sturm auf Solferino folgte.

Und wie viele mutige Soldaten ließen sich durch eine erste Verwundung nicht aufhalten, sondern marschierten immer vorwärts, bis sie, von Neuem getroffen und niedergeworfen, nicht länger mehr zu folgen im Stande waren! An anderer Stelle standen ganze Bataillone, dem furchtbarsten Feuer ausgesetzt, und erwarteten unbeweglich den Befehl zum Vormarsch, gezwungen hier ruhige untätige Zuschauer zu bleiben, während sie vor Kampfbegierde brannten und ihre Reihen widerstandslos gelichtet sahen.

Die Sarden waren vom Morgen bis zum Abend fortwährend damit beschäftigt, in kleinen Scharmützeln und durch Sturmangriffe die Mamelons von San Martino, Roccolo Madonna della Scoperta bald zu verteidigen, bald dem Feind zu entreißen, fünf und sechs Mal hintereinander wurden diese Mamelons genommen und wieder genommen, bis endlich die Sarden im Besitz von Pozzolengo blieben, obgleich sie nur divisionsweise und ohne allzu viel Übereinstimmung kämpften. Ihre Generale Mollard, de La Marmora, Della Rocca, Durando, Fanti, Cialdini, Cucchiari, De Sonnaz, sowie die Offiziere aller Waffen und Grade unterstützten die Bemühungen ihres Königs, unter dessen Augen die Generale Perrier, Cerale und Arnoldi verwundet wurden.

Sollten wir bei Erwähnung der französischen Armee nicht auch, nebst den Marschällen und Divisionsgeneralen des glorreichen Anteils gedenken, den die wackeren Brigadegenerale, alle diese tatkräftigen Obristen, die braven Kommandanten und Hauptleute an dem glücklichen Erfolg dieses großen Tages hatten? Es war wahrlich auch ein Ruhm, Krieger zu bekämpfen und zu besiegen, wie einen Prinzen

Alexander von Hessen, einen Stadion, einen Benedek oder einen Karl von Windisch-Grätz[7].

»Es schien, als ob uns der Wind vorwärts geblasen hätte«, meinte ein einfacher Liniensoldat in seiner eigentümlichen Ausdrucksweise, um mir einen Begriff zu geben von dem Eifer und dem Enthusiasmus seiner Kameraden, mit dem sie sich ins Handgemenge stürzten. »Der Geruch des Pulvers der Lärm der Kanonen, das Trommeln und das Trompeten, das belebt, das reizt.« In diesem Kampf schien sich in der Tat jeder Einzelne so zu schlagen, als ob es sich allein um seinen eigenen Ruhm, um den Sieg seiner Privatangelegenheit handelte. Diese unerschrockenen Unteroffiziere der französischen Armee besitzen in der Tat eine ganz besondere Regsamkeit und einen unvergleichlichen Mut, für sie gibt es keine Hindernisse, sie stürmen gegen die gefährlichsten und ausgesetztesten Stellen, als ob es zu einem Fest ginge.

Die Truppen des Kaisers Franz Joseph hatten sich nun zurückgezogen. Die Wimpffen'sche Armee erhielt Befehl, den Rückzug zuerst anzutreten, noch ehe Marschall Canrobert alle seine Streitkräfte entwickelt hatte; die Armee des Grafen Schlick musste trotz der Standhaftigkeit des Grafen Stadion, der mit Ausnahme der Division des Prinzen von Hessen von den Feldmarschall-Lieutenants Clam Gallas und Zobel zu schwach unterstützt wurde, alle ihre Positionen aufgeben, die in den Händen der Österreicher zu ebenso viel Festungen geworden wären.

---

[7] Was den General Forey betrifft, so entlehnen wir über ihn folgende Stelle aus dem hübschen Buch ›Die preussische Armee und die Manöver von Köln im Jahr 1861‹ des eidgenössischen Herrn Obrist Edmund Fabre: »Der König ließ uns alle für den gleichen Tag zur Tafel im Schloss Benrath bei Düsseldorf einladen ... Ehe sich der König zu Tisch setzte, nahm er die Generale Forey und Paumgartten bei der Hand. ›Nun Sie Freunde sind‹, sagte er lachend zu ihnen, ›so setzen Sie sich einer neben den andern und plaudern Sie.‹ Da nun Forey der Sieger von Montebello und Paumgartten sein Gegner war, so konnten sie nach Herzenslust einander um alle Einzelheiten jenes Tages befragen. Aus dem ehrlichen Lächeln des Österreichers war zu erkennen, dass die Zeit des Grolles vorüber sei, der Franzose hatte, wie wir wissen, ohnehin keinen Grund dazu. So ist der Krieg, so sind die Soldaten: Die beiden diesen Herbst so befreundeten Generale, teilen sich vielleicht nächstes Jahr wieder Hiebe aus, um dann nach zwei Jahren irgendwo wieder zusammen zu speisen.

Der Himmel verdunkelte sich plötzlich durch das Heranziehen dichten Gewölkes, der Sturm tobte und brach Äste von den Bäumen, welche er forttrug durch die Lüfte; ein kalter, vom Sturm gepeitschter Regen oder vielmehr eine wirkliche Wasserhose entlud sich über die Streiter, welche bereits von Hunger und Müdigkeit erschlafft, von den Rauchwolken und dem aufgeworfenen Staub fast erblindet, nun auch gegen die vom Himmel entfesselten Elemente anzukämpfen hatten. Allein trotz diesem Wetter sammelten sich dennoch die Österreicher auf den Kommandoruf ihrer Offiziere; gegen 3 Uhr musste das Kämpfen von beiden Seiten aufgegeben werden, die Regengüsse, die Schlossen, die Blitzschläge, der dumpf rollende Donner und die über das Schlachtfeld sich verbreitende Dunkelheit hinderten jede Fortsetzung des Kampfes.

Während dieser ganzen Schlacht zeigte das Haupt des Habsburgischen Hauses eine bewunderungswürdige Ruhe und Kaltblütigkeit; bei der Einnahme von Cavriana befand er sich mit dem Grafen Schlick und seinem Flügeladjutanten dem Prinzen von Nassau, auf einer benachbarten Höhe, auf la Madonna della Pieve, zunächst einer mit Zypressen umgebenen Kapelle. Als das österreichische Zentrum weichen musste und der linke Flügel nicht mehr hoffen konnte, die Stellung der Alliierten zu forcieren, wurde der allgemeine Rückzug beschlossen, und der Kaiser entschloss sich nunmehr, in diesem bedenklichen Augenblick mit einem kleinen Teil seines Generalstabes sich gegen Volta zu wenden, indessen die Erzherzoge und der Erbgroßherzog von Toskana sich nach Valeggio begaben. Auf mehreren Punkten hatte die deutschen Truppen ein panischer Schrecken erfasst, bei einigen Regimentern wurde der Rückzug zur wilden Flucht, vergebens suchten ihre Offiziere, welche sich wie Löwen geschlagen, sie zurückzuhalten; die Ermahnungen, die Scheltworte und Säbelhiebe, nichts brachte sie zum Stehen, ihr Schrecken war zu groß, und diese Soldaten, welche bis dahin so heldenkühn ausgehalten, sie ließen sich jetzt lieber beschimpfen und schlagen, als an der Flucht hindern.

Die Verzweiflung des Kaisers von Österreich war unbeschreiblich; er, der wie ein Held Kugeln und Geschosse jeder Art neben sich einschlagen sah, er weinte über diese Niederlage; von Schmerz erfüllt warf er sich den Fliehenden entgegen, ihnen ihre Feigheit vorwerfend. Als diese leidenschaftliche Heftigkeit sich gelegt, betrachtete er stille diesen Schauplatz der Zerstörung, schwere Tränen rannen über seine Wangen und nur die Vorstellungen und Bitten seiner Flügeladjutanten vermochten ihn, Volta zu verlassen und sich nach Valeggio zu begeben.

In der schrecklichen Verwirrung ließen sich österreichische Offiziere voll Verzweiflung und Wut töten, allein sie verkauften ihr Leben teuer; andere töteten sich selbst voll Gram über diese unglückliche Niederlage, welche sie nicht überleben wollten; die meisten erreichten ihre Regimenter, bedeckt mit Blut von ihren eigenen Wunden oder mit dem Blut des Feindes bespritzt.

Lassen wir hier ihrem Mut die wohlverdiente Gerechtigkeit widerfahren. Kaiser Napoleon zeigte sich an diesem Tag überall, wo seine Gegenwart notwendig sein konnte; begleitet von Marschall Vaillant, dem Chef des Generalstabs der Armee, dem General Martimprey, dessen erstem Flügeladjutanten, dem Grafen Roguet, dem Grafen Montebello, dem General Fleury, dem Prinzen de la Moskova, den Obristen Reille, Robert, seiner ganzen königlichen Leibgarde (maison militaire) und der Schwadron der Gentgardes, hatte er fortwährend die Schlacht geleitet, indem er sich stets nach den Punkten begab, wo die hartnäckigsten Hindernisse zu bekämpfen waren, ohne sich um die ihn bedrohenden Gefahren zu bekümmern; auf dem Fenile-Berg wurde dem Baron Larrey seinem Leib-Chirurgen, ein Pferd unter dem Leibe erschossen und mehrere Gentgardes der Eskorte getötet. Er nahm Besitz von demselben Haus in Cavriana, in welchem sich am gleichen Tag der Kaiser von Österreich aufgehalten hatte, und von hier aus entsendete er eine Depesche an die Kaiserin, in welcher er derselben seinen Sieg verkündigte. Die Kaiserliche Armee lagerte in den Stellungen, welche sie während des Tages erobert hatte; die Garde biwakierte zwischen Solferino und Cavriana, die zwei ersten Corps auf den an Solferino grenzenden Höhen, das dritte in Rebecco, das vierte in Volta.

Guidizzolo wurde bis abends 10 Uhr von den Österreichern besetzt gehalten, deren Rückzug gedeckt wurde auf dem linken Flügel durch den Feldmarschall von Veigl, auf dem rechten Flügel durch den Feldmarschall Benedek, der, bis spät in die Nacht Herr von Pozzolengo, den Rückmarsch des Grafen Stadion und Clam-Gallas sicherte. Die Brigaden Koller und Gaal, sowie das Regiment Reischach zeichneten sich in sehr ehrenhafter Weise aus. Die Brigaden Brandenstein und Wussin wendeten sich unter der Führung des Prinzen von Hessen gegen Volta, von wo aus sie den Übergang der Artillerie über den Mincio durch Borghetto und Valeggio deckten.

Die zersprengten österreichischen Soldaten wurden gesammelt und nach Valeggio geführt; die Straßen waren bedeckt teils mit der Bagage der verschiedenen Corps, teils mit Brückenequipagen und Artillerie-Trains, welche gegenseitig sich überstürzend in aller Eile den Pass von Valeggio zu erreichen suchten; das Train-Material wurde allein nur gerettet durch das schnelle Schlagen der fliegenden Brücken.

Die ersten Konvois der leicht Verwundeten rückten zur nämlichen Zeit in Villafranca ein, ihnen folgten andere Konvois mit schwerer verwundeten Soldaten, und während dieser ganzen so traurigen Nacht war der Zudrang an Verwundeten ein ungeheurer; die Ärzte verbanden ihre Wunden, flößten ihnen einige stärkende Lebensmittel ein und schickten sie dann auf der Eisenbahn nach Verona, welches von Verwundeten überfüllt war. Obgleich jedoch die Armee auf ihrem Rückzug alle Verwundeten, welche die Armeefuhrwerke und die requirierten Wagen führen konnten, mit sich nahm, wie viel Unglückliche mussten noch in ihrem Blut gebadet auf dem weiten blutgetränkten Schlachtfeld zurückbleiben.

Gegen Ende des Tages und mit Einbruch der Dunkelheit, welche ihre geheimnisvollen Schleier über dieses Blutfeld breitete, irrte so mancher französische Offizier oder Soldat da und dort, um einen Kameraden, einen Landsmann, einen Freund zu suchen; fand er einen Bekannten, so kniete er bei ihm nieder, suchte ihn wieder zu beleben drückte ihm die Hand, stillte sein Blut oder umwickelte das zerschmetterte Glied, allein er vermochte nicht für die armen Leidenden sich Wasser zu verschaffen. Wie viele Tränen sind an diesem düsteren Abend geflossen, wo jede falsche Eigenliebe, wo jede menschliche Ehrfurcht geschwunden war?

Während des Kampfes waren überall Feldlazarette in den Landgütern, Häusern, den Kirchen und Klöstern der Nachbarschaft oder selbst unter dem Schatten der Bäume im Freien errichtet worden; hier wurde den verwundeten Offizieren während des Morgens eine Art Verband angelegt, und nach ihnen den Unteroffizieren und Soldaten; alle französischen Chirurgen zeigten eine unermüdliche Hingebung und gönnten ich während vierundzwanzig Stunden auch nicht einen Augenblick Ruhe; zwei von ihnen, bei dem unter Dr. Mery, dem Chefarzt der Garde stehenden Feldlazarett, hatten so viele Glieder abzunehmen und Verbände anzulegen, dass sie vor Ermattung bewusstlos zusammensanken; bei einem anderen Lazarett war einer ihrer Kollegen gezwungen, seine erschlafften Arme von zwei Soldaten stützen zu lassen, damit er seine Funktionen verrichten könne.

Während einer Schlacht pflegt man ein rotes Fahnentuch[8] auf einer Anhöhe aufzustecken, um den Verbandsplatz für die Verwundeten und die Feldlazarette der im Kampf stehenden Regimenter zu bezeichnen und durch ein stillschweigendes gegenseitiges Übereinkommen wird nach diesen Punkten nicht geschossen; dennoch aber reichen auch oft die Bomben bis dahin, ohne weder die Administrativbeamten und das ärztliche Personal, noch auch die für die Kranken und Verwundeten mit Brot, Wein und Fleisch für Brühen beladene Wagen zu schonen. Die Soldaten, welche noch gehen konnten, begaben sich selbst zu diesen Lazaretten, die anderen, vom Blutverlust oder von langer Entbehrung geschwächt, wurden mittelst Sänften oder Tragbahren dahin gebracht.

Auf dieser so ausgedehnten und zugleich so unebenen Landstrecke, von mehr als 20 Kilometers Länge, und nach einer so großartigen zerstörenden Umwandlung konnten Soldaten, Offiziere und Generale nur unvollkommen den Ausgang aller gelieferten Gefechte und Kämpfe wissen, und während des Kämpfens selbst konnten sie kaum erkennen, was neben ihnen vorging. Diese Unkenntnis war in der österreichischen Armee umso bedenklicher bei der Verwirrung in den Befehlen und dem Mangel einer zusammengreifenden, wohlgeleiteten Aktion.

Die Höhen, welche sich von Castiglione bis Volta hinziehen, erglänzten in Tausenden von Feuern, welche man mit Trümmern von zerschmetterten österreichischen Munitionswagen und mit den von den Kugeln oder dem Gewitter abgerissenen Ästen nährte; die Soldaten trockneten an diesen Feuern ihre durchnässten Kleider und schliefen dann ermattet auf dem Gestein und dem Boden ein; allein die Kräftigeren ruhten noch nicht, sie suchten nach Wasser, um ihre Suppe oder ihren Kaffee zu kochen, denn sie hatten ja diesen ganzen Tag nicht nur der Ruhe, sondern auch der Nahrung entbehrt.

Welche herzzerreißende Episoden, welche traurige Enthüllungen, welche schmerzliche Täuschungen! Ganze Bataillone sind ohne Lebensmittel, und Kompanien, welche man die Tornister hatte ablegen lassen, entbehren auch des Nötigsten: bei andern fehlt das Wasser, und der Durst ist so groß, dass man zu kotigen und schlammigen, mit

---

[8] Die Hospitäler tragen dagegen eine schwarze Fahne

geronnenem Blut gemischten Pfützen seine Zuflucht nimmt. Husaren, welche zwischen 10 und 11 Uhr nachts nach dem Biwak zurückkamen, weil sie ausgeschickt worden wären, um auf weite Entfernung Holz und Wasser zur Zubereitung des Kaffees zu holen, hatten so viele Sterbende auf ihrem Wege gefunden, die sie um einen Trunk baten, dass sie fast alle ihre Kessel leerten, um eine Pflicht der Menschlichkeit zu erfüllen. Indes konnten sie endlich ihren Kaffee bereiten, allein kaum war er fertig, so vernahm man Schüsse in der Ferne und man rüstete sich zum Aufbruch, die Husaren warfen sich aufs Ross und sprengten nach der Gegend wo die Schüsse fielen, ohne dass sie Zeit hatten, ihren Kaffee zu trinken, der im Getümmel umgeschüttet wurde.

Bald erfuhr man, dass die gefallenen Schüsse, in denen man einen drohenden feindlichen Angriff vermutete, von den französischen Vorposten herrührten, deren Kadetten auf ihre eigenen Leute feuerten, die ebenfalls Holz und Wasser suchten, und die man für Österreicher gehalten hatte. Nach diesem Alarm kehrten die Reiter erschöpft zurück und warfen sich beim Biwak nieder, um die noch übrigen Stunden der Nacht hier zu schlafen. Auch bei ihrem Rückritt hatten sie zahlreiche Verwundete getroffen, welche sie um Wasser anflehten.

Ein Tiroler lag unweit von ihrem Biwak, fortwährend um einen Trunk Wasser bittend, allein sie hatten selbst keines mehr und konnten sein Verlangen nicht erfüllen; des andern Morgens fand man ihn tot, mit schaumbedeckten Lippen und den Mund voll Erde; sein angeschwollenes Gesicht war grün und schwarz; bis zum Morgen lag er in den furchtbarsten Zuckungen und die Nägel seiner krampfhaft geschlossenen Hände waren gebogen.

In der Stille der Nacht hörte man Klagen, Angst- und Schmerzensschreie, herzzerreißende Hilferufe: wer wäre im Stande, alle die Todeskämpfe dieser schrecklichen Nacht zu beschreiben

Die ersten Sonnenstrahlen des 25. beleuchteten eines der furchtbarsten Schauspiele, das sich dem Auge darzubieten vermag. Überall war das Schlachtfeld mit Menschen- und Pferdeleichen bedeckt; auf den Straßen, in den Gräben, Bächen, Gebüschen, auf den Wiesen, überall lagen Tote umher, und die Umgebung von Solferino war im wahren Sinne des Wortes damit übersät. Die Felder waren verwüstet, Frucht und Mais niedergetreten, die Garten- und Feldeinfassungen zusammengerissen, die Wiesen durchfurcht, und überall sah man größere und kleinere

Blutlachen. Die Ortschaften waren verlassen und zeigten überall Spuren der Gewehrchargen, der Stückkugeln, Raketen, der Bomben und Granaten: die Mauern sind zerrissen, von Kugeln durchbohrt, welche weite Breschen öffneten; die Häuser sind durchschossen, in ihren Fundamenten erschüttert zeigen ihre Mauern weite Risse; die seit einem Zeitraum von nahe an 20 Stunden versteckten und geflüchteten Bewohner beginnen nach und nach die Keller zu verlassen, in welche sie sich, ohne Licht und Lebensmittel mitzunehmen, eingesperrt hatten; ihr verstörtes Aussehen zeigt von dem Schrecken, den sie ausgestanden. In der Umgebung von Solferino und besonders bei dem Kirchhof des Ortes lagen massenweise Gewehre, Patronentaschen, Gamaschen, Tschakos, Dienstmützen, Käppis, Gürtel, kurz alle Arten von Monturstücken umher, darunter selbst zerfetzte und blutbefleckte Kleidungsstücke und zertrümmerte Waffen.

Die Unglücklichen, welche während des Tages aufgeladen wurden, waren bleich, eingefallen, vollkommen erschöpft: die einen, und insbesondere die arg Verstümmelten, schauten scheinbar stumpfsinnig drein, sie verstanden nicht, was man zu ihnen sagte; ihre Augen blickten stier ihre Retter an, aber dennoch zeigten sie sich nicht unempfindlich für ihre Schmerzen; andere waren unruhig, ihr ganzes Nervensystem zeigte sich erschüttert und sie zuckten konvulsivisch zusammen; diejenigen mit offenen Wunden, bei denen bereits die Entzündung um sich gegriffen, waren wütend vor Schmerz; sie verlangten, dass man ihren Leiden durch einen schnellen Tod ein Ende mache, und mit verzerrtem Antlitz wandten sie sich im letzten Todeskampf.

Wieder an andern Stellen lagen Unglückliche, welche nicht allein von Kugeln und Bombenstücken getroffen, sondern deren Glieder auch noch von den Rädern der Geschütze, welche über sie hinwegfuhren, zerschmettert oder weggerissen worden wären. Der Anprall der zylindrischen Kugeln zersplitterte die Knochen nach allen Seiten hin, sodass die dadurch verursachte Wunde stets sehr gefährlich wurde, allein auch die Bombenstücke und die konischen Kugeln verursachten solche schmerzhafte Knochenzerschmetterungen und große innere Verletzungen. Splitter jeder Art, Knochenstücke, Teile von Kleidern, der Ausrüstung oder der Fußbekleidung, Erde und Stücke Blei machten die Wunden gefährlicher durch den geübten Reiz und vermehrten dadurch die Qualen der Verwundeten.

Derjenige, welcher diesen ausgedehnten Schauplatz des Kampfes vom vorigen Tag durchwanderte, traf auf jedem Schritt und inmitten einer Verwirrung ohne Gleichen unaussprechliche Verzweiflung und Elend in allen Gestalten.

Ganze Regimenter hatten die Tornister abgelegt und bei ganzen Bataillonen war der Inhalt derselben verschwunden. Lombardische Bauern und algerische Jäger hatten genommen, was ihnen in die Hände fiel; so waren die Jäger und Schützen der Garde, welche ihre Tornister bei Castiglione abgelegt hatten, um leichter zur Unterstützung der Division Forey gegen Solferino vordringen zu können, und die, immer stürmend bis zum Abend, bei Cavriana biwakiert hatten, des andern Tages in aller Frühe zurückgeeilt, um ihre Tornister zu holen, allein diese waren leer, man hatte sie während der Nacht ausgeplündert. Der Verlust war für diese Leute sehr empfindlich, da ihr Weißzeug und ihre Uniformstücke beschmutzt, abgenützt und zerrissen waren und sie außer ihren militärischen Effekten auch noch ihrer bescheidenen Ersparnisse, die ihr ganzes Vermögen ausmachten, und so manchen Gegenstandes beraubt waren, der sie an ihre Verwandten, ihr Vaterland erinnerte und der von einer Mutter, einer Schwester oder einer Braut kam. An vielen Stellen wurden die Toten von den Dieben völlig entkleidet, die selbst die Verwundeten, bei vollem Bewusstsein, nicht verschonten; besonders hatten es die lombardischen Bauern auf die Fußbekleidungen abgesehen, die sie den Verwundeten unbarmherzig von den geschwollenen Füßen rissen.

Neben diesen bedauernswürdigen Auftritten boten sich aber auch wieder feierliche, ergreifende Szenen dem Auge dar. Da suchte der alte General Le Breton umherirrend seinen Schwiegersohn, den verwundeten General Douay, indessen er seine Tochter, dessen Gattin, etliche Meilen hinter sich, im Gewirre des Lagerlebens und in der ängstlichsten Erwartung zurückgelassen. Dort lag der Leichnam des Obrist-Lieutenants de Neuchèze, der, als er seinen Chef, den Obrist Vaubert de Genlis schwer verwundet vom Pferde sinken sah, in dem nämlichen Augenblick von einer Kugel ins Herz getroffen wurde, als er herbei sprengte, um das Kommando zu übernehmen. Unweit davon lag Obrist de Genlis selbst im hitzigsten Wundfieber, während man ihm den ersten Verband anlegte; in seiner Nähe nahm man dem Unter-Lieutenant Selve de Sarrau von der reitenden Artillerie, der erst vor einem Monat die Militärschule von St. Cyr verlassen hatte, den rechten Arm ab. Dort lag ein armer Sergeant-Major der Vincenner Jäger, dem beide Beine durchschossen worden; ich sah ihn später noch im Hospital von Brescia, dann wieder in einem Eisenbahnwagen, als ich von Mailand nach Turin fuhr; aber er starb in Folge seiner Wunden, als er den Mont Cenis passierte. Lieutenant de Guiseul, den man tot glaubte, wurde an derselben Stelle noch lebend gefunden, wo er mit der Fahne im Arm zusammenstürzte. Nahe dabei und fast inmitten eines ganzen Haufens toter österreichischer Lanziers und Jäger, Turcos und Zuaven, lag in seiner eleganten orientalischen Uniform der Leichnam eines muselmännischen Offiziers, des Lieutenants der algerischen Jäger Larbi ben Lagdar dessen sonnenverbranntes, gebräuntes Gesicht auf der von einer Wunde zerrissenen Brust eines illyrischen Hauptmanns mit blendend weißer Casake ruhte; alle diese aufgeschichteten menschlichen Überreste verbreiteten einen widerlichen Blutgeruch.

Obrist de Maleville, der so ruhmvoll bei der Casa Nova verwundet wurde, stieß hier den letzten Seufzer aus; dort begrub man den Kommandanten de Pongibaud, welcher während der Nacht den Geist aufgegeben, und fand an einer andern Stelle den jungen Grafen de St. Paer, der erst seit einer Woche sich den Grad eines Bataillons-Chefs erkämpft hatte. Hier war es auch, wo der wackere Unterlieutenant Fournier von den Gardejägern am vorhergehenden Tag schwer verwundet, mit 20 Jahren seine militärische Laufbahn beschloss: mit 10 Jahren als Freiwilliger eintretend ward er mit 11 Jahren Korporal und mit 18 Unterlieutenant, hatte bereits zwei Feldzüge in Afrika mitgemacht, sowie den Krimkrieg, woselbst er bei der Belagerung von Sebastopol verwundet wurde[9]. Bei Solferino sollte auch der letzte Sprössling einer der glorreichsten Familien des ersten Kaiserreiches fallen, in der Person

---

[9] Unterlieutenant Jean-Francois Fournier wurde den 6. Februar 1839 in Metz geboren, ließ sich dann als Freiwilliger den 4. Juni 1849 in die Fremdenlegion anwerben und kam nach Algier; den 6. April 1850 wurde er Korporal, den 1. April 1851 Sergeant, den 11. Juli 1852 Sergeant-Fourier, 1854 Sergeant Major; den Krim-Feldzug machte er in den Jahren 1855 und 1856 als Adjutant mit, war den 20. Nov. 1856 zum Unterlieutenant im 43. Linien-Regiment ernannt worden, von welchem er im gleichen Grad den 13. Oktober 1866 zum 2. Regiment der kaiserlichen Jäger versetzt wurde. Den 24. Juni tödlich verwundet, starb er am 25. Juni.

des Obrist-Lieutenants Junot, Herzog von Abrantes und Generalstabschef des Generals de Failly.

Der Wassermangel nahm immer mehr überhand, die Gräben waren ausgetrocknet, die Soldaten fanden meistens nur ein ungesundes und morastiges Getränk zur Stillung ihres Durstes, und an allen Stellen, wo sich ein Brunnen befand, wurden Schildwachen aufgestellt mit scharf geladenen Gewehren, weil man das Wasser für die Kranken erhalten wollte; bei Cavriana wurden in einem Sumpf mit stinkig gewordenem Wasser während zweier Tage 20.000 Artillerie- und Kavalleriepferde getränkt. Diejenigen reiterlosen Pferde, welche verwundet während der ganzen Nacht umherliefen, schleppten sich jetzt zu den Gruppen ihrer Genossen, gleich als ob sie von ihnen Hilfe verlangen wollten; man tötete sie jeweils mit einem Schuss. Ein solch edles Tier, in herrlichem Schmuck, kam auch zu einem französischen Detachement; der Mantelsack, welcher noch fest auf dem Sattel angeschnallt war, enthielt Briefe und sonstige Gegenstände, welche erkennen ließen, dass das Pferd dem wackern Prinzen von Isenburg gehöre; man suchte nun unter den Toten und fand auch endlich den österreichischen Prinzen verwundet und bewusstlos vom Blutverlust; allein den Bemühungen der französischen Chirurgen gelang es, ihn ins Leben zurückzurufen, sodass er zu seiner Familie zurückkehren konnte, als diese bereits, da sie ohne Nachricht von ihm geblieben war, Trauer angelegt hatte.

Bei manchen toten Soldaten bemerkte man den Ausdruck der Ruhe auf dem Antlitz, es waren jene, welche auf den ersten Schuss tot zusammensanken; allein eine große Zahl trug die Spuren des Todeskampfes mit starr ausgestreckten Gliedern, den Körper mit bleifarbenen Flecken bedeckt, die Hände in die Erde gebohrt, den Schnurrbart borstig aufgerichtet, ein finsteres Lächeln um den Mund mit krampfhaft zusammengepressten Zähnen.

Man verwendete drei Tage und drei Nächte, um die Toten, welche auf dem Schlachtfeld liegen geblieben waren, zu begraben[10]; allein auf dieser weiten Strecke waren manche Leute in den Gräben, in den Ackerfurchen

---

[10] Drei Wochen nach dem 24. Juni 1859 fand man noch auf mehreren Punkten des Schlachtfeldes tote Soldaten von beiden Armeen. Die Behauptung, dass der 25. Juni genügt habe, um alle Verwundeten wegzuführen und aufzunehmen, ist vollständig falsch.

verborgen oder versteckt in Gebüschen und anderen Terrainunebenheiten und konnten erst später aufgefunden werden und alle diese Leichname, wie die gefallenen Pferde, hatten die Luft mit giftigen Dünsten geschwängert.

In der französischen Armee wurde eine gewisse Anzahl Leute per Kompanie bestimmt, um die Toten zu suchen und zu begraben und gewöhnlich taten dies die Leute des gleichen Corps für ihre Waffengefährten; sie schrieben sich die Ordnungsnummer der Effekten jedes getöteten Mannes auf und legten dann mit Hilfe der dafür bezahlten lombardischen Bauern den Leichnam mit seinen Kleidern in eine gemeinschaftliche Grube.

Unglücklicherweise darf wohl angenommen werden, dass bei der Hast, mit welcher diese Arbeit vollführt wurde, und bei der Sorglosigkeit oder groben Nachlässigkeit mancher dieser Bauern auch hin und wieder ein Lebender mit den Toten begraben wurde. Die Orden, das Geld, Uhren, Briefe und Papiere, welche man bei den Offizieren fand, wurden den Toten abgenommen und später an ihre Familien gesendet; allein bei einer solchen Menge von Leichnamen, wie sie hier begraben wurden, war es wohl nicht immer möglich, diese Aufgabe getreulich zu erfüllen.

Ein Sohn, der Liebling seiner Eltern, den eine zärtliche Mutter während einer langen Reihe von Jahren aufgezogen und gepflegt, über dessen geringstes Unwohlsein sie sich erschreckt; ein schmucker Offizier, von seiner Familie geliebt, der Frau und Kinder zu Hause gelassen; ein junger Soldat, der beim Abmarsch ins Feld seine Braut verließ, oder wie wohl ein jeder eine Mutter, Schwestern, einen alten Vater daheim hatte, – da liegt er nun im Kot, im Staub und in seinem Blut gebadet; sein männlich schönes Antlitz ist unkenntlich, der feindliche Säbel oder die Kartätschenkugel haben es nicht verschont: er leidet und er stirbt; und sein Leib, der Gegenstand so langer Pflege, jetzt geschwärzt, angeschwollen, verstümmelt wird da, wie er ist, in eine kaum ordentlich gegrabene Grube geworfen, nur mit einigen Schaufeln Kalk und Erde bedeckt, und die Raubvögel schonen seiner Hände und Füße nicht, welche beim Abspülen der Erde, ob in der Ebene oder auf dem Abhang, herausschauen aus dem Grabe; – man wird wohl wieder kommen, Erde aufschütten, vielleicht ein hölzernes Kreuz aufrichten, aber das wird alles sein!

Die Leichname der Österreicher lagen zu Tausenden auf den Hügeln, den Bergvorsprüngen, auf den Mamelons, oder zerstreut unter Baumgruppen und in den Ebenen von Medole, mit ihren zerrissenen tuchenen Wamsen, ihren grauen mit Kot beschmutzten Mänteln oder mit ihren vom Blut geröteten weißen Waffenröcken. Ganze Schwärme von Mücken saugten an ihnen, und Raubvögel umkreisten diese von der Fäulnis grünlich gefärbten Körper, in der Hoffnung, sie zerfleischen zu können. Zu Hunderten wurden diese Toten in eine gemeinschaftliche Grube geworfen.

Wie viele erst vor wenigen Wochen in die Armee eingereihte Ungarn, Böhmen oder Rumänen, welche sich vor Müdigkeit oder Erschöpfung niederwarfen, sobald sie sich einmal außer dem Schussbereich befanden, oder auch leicht verwundet durch den Blutverlust bewusstlos liegen blieben, sind nun da auf elende Weise zugrunde gegangen!

Viele gefangenen Österreicher zeigten einen furchtbaren Schrecken vor den Franzosen, weil man für gut gefunden hatte, sie ihnen als leibhafte Dämonen darzustellen, und dieses Bild entwarf man besonders von den Zuaven. Diese Vorstellung war so fest in ihnen eingewurzelt, dass einige bei der Ankunft in Brescia und beim Anblick der Bäume einer Promenade der Stadt ganz ernsthaft fragten, ob man sie wohl an diesen Bäumen aufhängen wolle. Mehrere vergalten die Gutherzigkeit französischer Soldaten in ihrer Blindheit und Unwissenheit auf sehr unsinnige Weise; so näherte sich am Samstag ein mitleidiger Jäger einem in sehr beklagenswertem Zustand daliegenden Österreicher und bot ihm in seiner Gutmütigkeit eine volle Wasserkanne zum Trinken an; der Österreicher jedoch, der an solche mitleidige Gesinnung nicht glauben konnte, ergriff rasch das neben ihm liegende Gewehr und versetzte mit aller ihm noch übrigen Kraft dem barmherzigen Jäger empfindliche Kolbenschläge auf die Füße und das Bein.

Ein Gardegrenadier wollte einen vollständig verstümmelten österreichischen Soldaten aufheben, allein dieser fasste eine neben ihm liegende geladene Pistole und feuerte sie so in nächster Nähe auf den ab, der ihm Hilfe leisten wollte.[11]

»Sie dürfen nicht erstaunt sein über die Hartherzigkeit und das rohe Benehmen einiger unserer Leute«, sagte ein gefangener österreichischer Offizier zu mir; »denn wir haben in unserer Armee wirkliche Wilde, die aus den entlegensten Provinzen des Reiches kommen, wahre Barbaren.« Einige französische Soldaten wollten übrigens auch ihrerseits Vergeltung nehmen an etlichen Gefangenen, die sie für Kroaten hielten ›mit ihre anliegenden Hosen‹, wie sie dieselben in ihrer Aufregung bezeichneten, welche stets die Verwundeten niedermachten; allein die Bedrohten waren Ungarn, welche zwar eine ähnliche Uniform wie die Kroaten trugen, sich jedoch nicht so grausam benahmen, wie diese.

Es gelang mir schnell genug, nachdem ich den französischen Soldaten diesen Unterschied erklärt hatte, die vor Schrecken zitternden Ungarn vor der ihnen zugedachten Rache zu bewahren. Die Franzosen sind in der Regel, mit wenig Ausnahmen, sehr wohlwollend gegen Gefangene. So war es durch eine Höflichkeit des Armeecorps-Kommandanten den gefangenen österreichischen Offizieren gestattet worden, ihren Säbel oder ihren Degen zu behalten, sie erhielten die gleiche Nahrung wie die französischen Offiziere, und diejenigen, welche verwundet waren, wurden von den gleichen Ärzten behandelt, man hatte selbst einem von ihnen gestattet seine Effekten zu holen. Viele französische Soldaten teilten brüderlich ihre Lebensmittel mit den fast zum Tode verhungerten Gefangenen; andere schleppten feindliche Verwundete nach den Feldlazaretten und bemühten sich voll Hingebung und Mitleid um sie. Auch Offiziere nahmen sich österreichischer Verwundeter an; einer umwickelte mit seinem Taschentuch die tiefe Kopfwunde eines Tirolers, der nur ein altes, ganz blutiges Tuch besaß.

---

[11] Vor der Schlacht von Marignano (Melegnano) am 8. Juni 1850 wurde ein auf Vorposten stehender sardinischer Soldat von einer Abteilung Österreicher überrascht, welche ihm die Augen ausstachen, damit er, wie sie sagten, für ein andermal lerne, hell sehender zu sein; und einem Bersagliere, der sich von seiner Kompanie verlief und einer Handvoll Österreicher in die Hände fiel, schnitten diese die Finger ab und ließen ihn dann mit den Worten laufen: »Lass dir jetzt eine Pension geben!« Hoffen wir, dass diese verbürgten Vorfälle die einzigen dieser Art im italienischen Krieg waren.

Wenn wir noch eine Menge einzelner Tatsachen aufzählen könnten, welche Zeugnis geben von dem hohen Wert der französischen Armee und dem Heroismus ihrer Offiziere und Soldaten, so dürften wir auch die Menschlichkeit des gemeinen Mannes, seine Güte und sein Mitgefühl gegen den besiegten oder gefangenen Feind nicht zu erwähnen vergessen, denn gerade diese Eigenschaften haben ebenso viel Wert als seine Unerschrockenheit und sein Mut[12].

---

[12] Die französischen Soldaten hatten das Eigentum der Landesbewohner auf das Gewissenhafteste geschont, und man konnte nicht genug ihre Disziplin, ihre Höflichkeit, ihre Enthaltsamkeit und ihre gute Aufführung während des ganzen italienischen Krieges loben.#

Proklamationen wie diejenigen des Marschalls Regnaud de St. Jean d'Angely oder des Generals Trochu verdienen aufbewahrt zu werden und dienen denen zum Ruhm, welche sie an ihre Soldaten erließen. In dem beginnenden Feldzug, sagte General Trochu in seiner Proklamation vom 4. Mai 1859, die von Alessandria datiert war und allen Kompanien seiner Division unter den Waffen vorgelesen wurde, »müssen wir mit ausdauerndem Eifer auch die härtesten Proben, die bereits für uns begonnen haben, bestehen; wir müssen diszipliniert sein und streng nach unseren Vorschriften leben, bei deren Vollziehung ihr mich unbeugsam finden werdet, und am Tag der Schlacht wollen wir nicht dulden, dass es noch Tüchtigere als uns gibt. Wir dürfen nicht vergessen, dass diese Landesbewohner unsere Alliierten sind, wir haben ihre Gebräuche, ihr Eigentum und ihre Person zu achten; wir wollen den Krieg mit Menschlichkeit, im Geiste der Gesittung führen. Auf diese Weise werden unsere Bestrebungen achtenswert sein, Gott wird sie segnen, und ich, der ich euch befehlige, werde als den schönsten Titel meiner Laufbahn den betrachten: als Kommandant der 2. Division.«

Den 18. Mai 1859 sprach in Marengo Marschall Regnand de St. Jean d'Angely in folgender Weise zu der kaiserlichen Garde: »Soldaten der Garde ... ihr werdet der Armee das Beispiel geben der Unerschrockenheit in der Gefahr, der Ordnung und der Disziplin auf den Märschen, der Ruhe und Mäßigung in dem Lande, das ihr zu betreten habt. Die Erinnerung an eure Familien wird euch Wohlwollen gegen die Bewohner, Achtung vor dem Eigentum einflößen, und seid dann versichert, dass der Sieg euch erwartet.«

Es ist eine anerkannte Tatsache, dass gerade die wirklich ausgezeichneten Kriegsmänner sich milde und höflich zeigen, wie alle hervorragenden Leute; der französische Offizier ist auch gewöhnlich eben so leutselig, als ritterlich und großmütig; er verdient noch heute das Lob des Generals von Salm, der bei der Schlacht von Nerwinde gefangen genommen wurde und, vom Marschall von Luxemburg mit der äußersten Artigkeit behandelt, zum Chevalier du Rozel sagte: »Welche Nation seid ihr? Ihr schlagt euch wie die Löwen und behandelt eure Feinde, sobald ihr sie besiegt habt, wie eure besten Freunde!«

Das Militär-Verpflegungsamt fuhr fort, nach Verwundeten suchen zu lassen, welche, verbunden oder nicht, auf Mauleseln, auf Tragbahren oder auf Cacolets zu den Feldlazaretten gebracht wurden; von da transportierte man sie nach den Dörfern oder Flecken, welche dem Ort, wo sie gefallen oder wo sie aufgefunden wurden, am nächsten lagen. In diesen Ortschaften hatte man in den Kirchen und Klöstern, in den Häusern, auf den öffentlichen Plätzen, in den Höfen, auf den Straßen und den Promenaden, kurz an allen passenden Lokalitäten provisorische Feldlazarette hergerichtet; und so waren in Carpenedolo, Castel Goffredo, Medole Guidizzolo, Volta und in allen umliegenden Ortschaften eine große Menge Verwundeter untergebracht, allein der größte Teil derselben befand sich in Castiglione, wohin sich die minder schwer Verletzten bereits zu Fuß geschleppt hatten.

Dahin zog nun eine lange Prozession von Wagen des Militär-Verpflegungsamtes, beladen mit Soldaten, Unteroffizieren und Offizieren jeden Grades, bunt durcheinander, Kavalleristen, Infanteristen, Artilleristen: sie waren alle mit Blut befleckt, erschöpft, in zerrissenen Kleidern, bestaubt; dann kamen wieder Maulesel im kurzen Trab, deren unruhige Bewegungen den unglücklichen Verwundeten mit jedem Schritt Ausrufe des Schmerzes entlockten. Dem einen war ein Bein zerschmettert, das fast vom Körper losgetrennt zu sein schien, so dass jede leichte Erschütterung des Wagens ihm neue Qualen verursachte; einem andern war der Arm gebrochen, und er stützte ihn mit dem noch unverletzten; einem Korporal war der Setzer einer Congrève'schen Rakete in den Arm gedrungen, er zog ihn selbst heraus und suchte sich dann, ihn als Stock benutzend, nach Castiglione zu schleppen; viele dieser Verwundeten starben unterwegs, und ihre Leichname wurden dann am Rand der Straße niedergelegt, wo man sie später begrub.

Von Castiglione sollten die Verwundeten nach den Spitälern von Brescia, Cremona, Bergamo und Mailand gebracht werden, um endlich hier eine regelmäßigere Pflege zu finden und die nötigen Amputationen zu erdulden. Da jedoch die Österreicher bei ihrem Rückmarsch alle Fuhrwerke der Bewohner mit Gewalt requiriert hatten, und die Transportmittel der Franzosen im Verhältnis der Menge Verwundeter nicht ausreichen konnten, so mussten sie zwei bis drei Tage warten, ehe man sie nur nach Castiglione bringen konnte, das mit Verwundeten bereits überfüllt war[13].

Diese ganze Stadt verwandelte sich sowohl für die Franzosen als auch für die Österreicher in ein weites improvisiertes Spital; schon während des Freitags war hier das Lazarett für das Hauptquartier aufgeschlagen worden, Charpie-Kisten wurden geöffnet, Verbandapparate und chirurgische Instrumente zurecht gestellt; die Einwohner gaben alles, was sie an Bettdecken, Leinwand, Strohsäcken und Matratzen entbehren konnten. Das Spital von Castiglione, die Kirche, das Kloster und die Kaserne von San Luigi, die Kapuzinerkirche, die Gendarmerie-Kaserne, sowie die Kirchen Maggiore, San Giuseppe und Santa Rosalia wurden mit Verwundeten angefüllt, die dichtgedrängt nebeneinander nur auf Stroh zu liegen kamen; man musste nun auch auf den Straßen, in den Höfen und auf den Plätzen Stroh legen, und hier überdeckte man die Lagerstätten mit Brettern oder spannte Tücher aus, um die von allen Seiten ankommenden Verwundeten gegen die Sonnenstrahlen zu schützen.

Auch die Privathäuser füllten sich bald mit Verwundeten, Offiziere und Soldaten wurden von den Eigentümern aufgenommen, welche ihr Möglichstes taten, um ihnen Linderung zu verschaffen; die einen suchten eifrig in den Straßen nach einem Arzt für ihre Gäste, andere verlangten, dass man doch die Leichname aus ihnen Häusern wegtrage, die sie selbst nicht imstande waren wegzuschaffen. Nach Castiglione wurden auch die

---

[13] Das sechs Meilen östlich von Brescia gelegene Castiglione delle Stiviere zählt 5300 Seelen. Vorwärts desselben hatte, den 6. August 1796 und zwei Tage nach der Einnahme dieser Stadt durch General Augereau, General Bonaparte einen entscheidenden Sieg über den österreichischen Feldmarschall Wurmser erfochten. Ebenfalls ganz in der Nähe, an der Chiese, gewann den 19. April 1706 der Herzog von Vendome die Schlacht von Calcinato über den Marschall von Reventlow, der in Abwesenheit des Prinzen Eugen die Kaiserlichen befehligte.

Generale Ladmirault, Dieu und Auger, die Obristen Broutta, Brincourt und andere höhere Offiziere gebracht, welche von dem gewandten Dr. Bertherand gepflegt wurden, der von Freitag Morgen an fortwährend mit Amputationen in San Luigi beschäftigt war. Zwei andere Ober-Chirurgen, die Doktoren Leuret und Haspel, zwei italienische Ärzte und die Gehilfen Niolacci und Lobstein hatten während zwei Tagen Verbände angelegt und setzten ihre mühsame Arbeit noch während der Nacht fort. Der Artillerie-General Auger, welcher zuerst nach der Casa Morino gebracht worden war, woselbst sich das Feld- lazarett des Hauptquartiers vom Corps des Marschalls Mac-Mahon befand, zu dem er gehörte, wurde dann nach Castiglione geführt; diesem ausgezeichneten Offizier war die linke Schulter durch eine Kugel zerschmettert, welche während 24 Stunden in den Muskeln der Achselhöhle sitzen blieb; er starb den 29. an den Folgen der Operation, welche die Ausziehung der Kugel verursachte, nachdem schon der Brand eingetreten war.

Während des Samstages waren die Konvois der Verwundeten in so großer Zahl angekommen, dass das Personal der Militärverwaltung, die Einwohner und die in Castiglione gelassene Truppenabteilung durchaus nicht hinreichten, um die notwendigen Dienste zu versehen. Jetzt begannen noch weit traurigere Auftritte, wenngleich anderer Art, als am vorhergehenden Tag; es waren wohl Wasser und Lebensmittel vorhanden, allein die Verwundeten starben dennoch an Hunger und Durst, es war genug Charpie[14] da, allein es fehlte an Händen, um die Wunden damit zu verbinden; der größte Teil der Ärzte hatte sich nach Cavriana begeben müssen, und es fehlte überdies noch an Krankenwärtern und an dienendem Personal. Man musste deshalb wohl oder übel einen freiwilligen Krankendienst organisieren, was jedoch inmitten dieser Unordnungen sehr schwer war, und bei dem panischen Schrecken der Einwohner noch schwerer wurde; denn der traurige Zustand der Verwundeten hatte auf dieselben einen so erschütternden Eindruck geübt, dass die Verwirrung noch zunahm.

Dieser Schrecken wurde durch einen in der Tat unbedeutenden Vorfall noch vermehrt. Je nachdem jedes Corps der französischen Armee sich wieder gebildet und Stellung genommen hatte, wurden am Tag nach der

---

[14] *Charpie (franz.):* bis ins 20. Jahrhundert benutztes Wundverbandsmaterial aus zerzupftem Leinen oder Baumwollstoff

Schlacht die Gefangenen-Transporte durch Castiglione und Montechiaro nach Brescia geführt. Eine dieser von Husaren eskortierten Abteilungen näherte sich gegen Nachmittag auf dem Weg von Cavriana nach Castiglione dieser letzteren Stadt und schon von Weitem hielten sie törichterweise die Einwohner für die in Masse anrückende österreichische Armee. Trotz der Abgeschmacktheit dieser von den Bauern, den gedungenen Führern der Bagagewagen und den kleinen ambulanten, den Truppen im Feld regelmäßig folgenden Krämern verbreiteten Nachricht schenkten die Einwohner der Stadt dem Gerücht dennoch Glauben, als diese Leute mit ängstlicher Eile ankamen. Die Häuser wurden geschlossen, von den Bewohnern verrammelt, so gut es ging, man verbrannte die dreifarbigen Fahnen, die die Fenster schmückten und verbarg sich dann in Kellern und auf Speichern; viele flohen über die Felder mit ihren Frauen und Kindern, indem sie alles Kostbare mit sich nahmen; wieder andere weniger furchtsame blieben zu Hause, allein sie nahmen die ersten besten österreichischen Verwundeten, die ihnen in die Hände fielen, oder die sie auf den Straßen finden konnten, bei sich auf, um sie nun plötzlich mit aller Aufmerksamkeit und Zuvorkommenheit zu behandeln.

In den Straßen und auf den Wegen, welche mit Wagen voll Verwundeten und mit Lebensmittel-Konvois für die Armee bedeckt waren, wurden Fourgons mitfortgerissen, Pferde flohen nach allen Richtungen unter den Schreckensrufen und unter dem Wutgeschrei der Führer, Bagagewagen wurden umgeworfen, ganze Ladungen von Biskuit in die Straßengräben geschleudert. Die immer mehr erschreckenden Fuhrleute spannten ihre Pferde aus, und flohen mit ihnen in gestrecktem Lauf auf der Straße nach Montechiaro und Brescia, indem sie auf dem ganzen Weg die Schreckensnachricht verbreiteten, Lebensmittel und Brotwagen, welche die Stadtbehörde von Brescia regelmäßig in das alliierte Lager sendete, mit sich fortrissen, Verwundete überfuhren, welche sie vergebens um Aufnahme flehten und jetzt voll Verzweiflung ihren Verband wegrissen, schwankend die Kirchen verließen, auf den Straßen sich fortzuschleppen suchten, ohne zu wissen, wie weit sie noch gehen könnten.

Während des 25., 26. und 27., welche Todeskämpfe und welche Leiden! Die durch die Hitze, den Staub, den Mangel an Wasser und Pflege verschlimmerten Wunden wurden immer schmerzhafter, die mephitischen Dünste vergifteten die Luft, trotz der lobenswerten

Bestrebungen der Militärverwaltung, die in Lazarette verwandelten Lokalitäten in gutem Stand zu erhalten; der zunehmende Mangel an Gehilfen, Krankenwärtern und Dienern wurde immer mehr fühlbar, denn die nach Castiglione kommenden Konvois brachten von Viertelstunde zu Viertelstunde immer noch neue Abteilungen von Verwundeten. So groß auch die Tätigkeit war, welche ein Oberchirurg und zwei bis drei Personen entwickelten, welche die regelmäßigen Transporte nach Brescia mit von Ochsen gezogenen Wagen organisierten, so groß auch der Eifer der Bewohner von Brescia, welche mit Wagen herbeikamen, um Kranke und Verwundete abzuholen und denen man besonders die Offiziere anvertraute, so waren doch der abgehenden Transporte weniger, als der ankommenden, und die Überfüllung nahm immer mehr zu.

Auf den Steinplatten der Spitäler und Kirchen von Castiglione waren nebeneinander Leute aller Nationen, Franzosen und Araber, Deutsche und Slaven niedergelegt worden; manche einstweilen in die Ecke einer Kapelle untergebrachten Leute hatten nicht mehr die Kraft sich zu bewegen, oder konnten in diesem engen Raum sich nicht rühren. Flüche, Lästerworte und Geschrei hallten in den heiligen Räumen wider. »Ach mein Herr, wie leide ich!« sagten Einige dieser Unglücklichen zu mir, »man gibt uns auf; man lässt uns elend sterben, und doch haben wir uns ja wacker geschlagen!« Trotz der Mühen, die sie ausgestanden, trotz der schlaflosen Nächte konnten sie jetzt keiner Ruhe genießen; in ihrer Verzweiflung riefen sie die Hilfe eines Arztes an, oder schlugen wild um sich, bis der Starrkrampf und der Tod ihrem Leiden ein Ende machte.

Einige Soldaten, welche glaubten, dass das auf ihre bereits in Eiterung übergegangenen Wunden gegossene kalte Wasser Würmer hervorbringe, wollten sich ihre Verbände nicht mehr anfeuchten lassen; anderen, welche in den Feldlazaretten verbunden worden waren, wurde seit ihrem gezwungenen Aufenthalt in Castiglione der Verband nicht mehr gewechselt, und war durch die Stöße auf dem Weg so zusammengepresst worden, dass sie jetzt eine wahre Marter auszustehen hatten. Ihr Antlitz war von Mücken bedeckt, welche an ihren Wunden saugten; ihre Blicke schweiften nach allen Seiten umher ohne eine Antwort zu erhalten; Mantel, Hemd, Fleisch und Blut bildeten bei ihnen eine Schauder erregende Mischung, in welcher sich die Würmer eingefressen hatten. Viele erschraken vor dem Gedanken, von diesen Würmern zernagt zu werden, in dem Glauben, dass dieselben aus ihrem Körper kämen, indessen sie doch durch die Mückenschwärme, welche die Luft erfüllten, hervorgebracht worden waren. Hier sah man einen vollkommen unkenntlich gewordenen Soldaten, dessen Zunge unverhältnismäßig aus seinem zerrissenen und zerschmetterten Mund hervor hing; er versuchte sich zu erheben; ich benetzte mit frischem Wasser seine ausgetrockneten Lippen und seine verhärtete Zunge, nahm dann eine Hand voll Charpie, die ich in einem Kübel, den man mir nachtrug, netzte, und legte dann dieselbe in die unförmliche Öffnung, welche den Mund ersetzte. Dort war ein anderer Unglücklicher, dem ein Teil des Gesichtes von einem Säbel weggehauen worden war, er war ohne Nase, Lippen und Kinn; in der Unmöglichkeit zu sprechen und halb erblindet gab er Zeichen mit der Hand und durch diese ergreifende Pantomime, welche von gurgelnden Tönen begleitet war, zog er unsere Aufmerksamkeit auf sich; ich gab ihm zu Trinken und ließ auf sein blutendes Gesicht einige Tropfen frisches Wasser träufeln. Ein Dritter, mit weit geöffneter Hirnschale, sank sterbend zusammen, indessen sein Hirn über die Steinplatten der Kirche floss; seine Unglücksgefährten stießen ihn mit den Füßen auf die Seite, weil er die Passage störte, ich schützte ihn in seinem letzten Todeskampf und umhüllte sein armes Haupt, das sich noch schwach bewegte, mit meinem Taschentuch.

Obgleich jedes Haus zu einer Herberge für Verwundete geworden war und jede Familie hinlänglich zu tun hatte, um die aufgenommenen Offiziere zu pflegen, so gelang es mir doch von Dienstag Morgen an, eine gewisse Anzahl Frauen aus dem Volk zusammenzubringen, welche ihr Möglichstes taten, um bei der Pflege der Verwundeten behilflich zu sein; es handelte sich jetzt in der Tat nicht mehr um Amputationen oder andere Operationen allein, man musste auch den sonst an Hunger und Durst sterbenden Leuten zu essen und zu trinken geben, ihre Wunden verbinden, oder ihre blutenden, mit Kot und Ungeziefer bedeckten Körper waschen, und das alles inmitten von giftigen, stinkenden Ausdünstungen, unter dem Klagegeschrei und den Schmerzensrufen der Verwundeten und bei einer erstickenden Hitze. Bald war ein Kern von solchen Freiwilligen gebildet und die lombardischen Frauen eilten zu denen, welche am stärksten schrieen, ohne gerade immer die Unglücklichsten zu sein; ich für meinen Teil suchte so viel immer möglich die Hilfeleistung in dem Stadtviertel zu organisieren, welches derselben am Nötigsten hatte, und nahm mich besonders einer der Kirchen von Castiglione an, welche auf einer Höhe liegt, links wenn man von Brescia kommt, und die, wie ich glaube, Chiesa Maggiore heißt.

Mehr als 500 Soldaten waren hier untergebracht und mindestens noch gegen Hundert lagen vor der Kirche auf Stroh und unter den Tüchern, welche man gegen die Sonnenstrahlen ausgespannt hatte. Die pflegenden Frauen gingen hier mit ihren Krügen und Eimern, die mit klarem Wasser zum Löschen des Durstes und zur Befeuchtung der Wunden gefüllt waren, von einem zum andern. Einige dieser improvisierten Krankenwärterinnen waren schöne und niedliche junge Mädchen; ihre Sanftmut, ihre Güte, ihre schönen mitleidigen und mit Tränen gefüllten Augen, sowie ihre aufmerksame Pflege trugen viel dazu bei, um einigermaßen den moralischen Mut der Kranken zu heben.

Die Knaben aus dem Ort kamen und gingen, um von den nächsten Brunnen Kübel, Krüge und Gießkannen mit Wasser nach der Kirche zu tragen. Auf die Wasserversorgung folgte dann die Austeilung der Fleischbrühen und Suppen, die die Militärverwaltung in großer Menge zu liefern hatte. Ungeheure Ballen von Charpie waren da und dort niedergelegt, damit jeder nach Bedürfnis davon nehmen könne, aber an Verbänden, Leinwand und Hemden fehlte es allenthalben; die Hilfsmittel in dieser kleinen Stadt, durch welche auch die österreichische Armee gezogen war, waren so zusammengeschmolzen, dass man sich nicht einmal die nötigsten Gegenstände verschaffen konnte und dennoch gelang es mir durch die Mithilfe dieser braven Frauen, die bereits all ihr altes Leinenzeug herbeigebracht hatten, noch einige neue Hemden zu erhalten, und am Montag Morgen sendete ich meinen Kutscher nach Brescia, um dort weitere Vorräte zu holen.

Er kam schon nach etlichen Stunden zurück, den ganzen Wagen beladen mit Leinenzeug, Schwämmen, Leinwand, Bändern, Stecknadeln, Zigarren und Tabak, Kamillen, Malven, Flieder, Orangen, Zucker und Zitronen, wodurch es nun möglich wurde, eine so lange erwartete erfrischende Limonade den Kranken zu geben, die Wunden mit einem Malvenabguss zu waschen, warme Aufschläge anzulegen, und die Verbände öfter zu wechseln. Währenddessen hatte sich unser Hilfscorps durch neue Mitglieder rekrutiert: ein alter Marineoffizier und dann zwei englische Touristen kamen aus Neugierde in die Kirche und wurden von uns fast mit Gewalt zurückgehalten; zwei andere Engländer drückten gleich anfangs den Wunsch aus, uns beistehen zu können und teilten besonders den Österreichern Zigarren aus. Außerdem leisteten uns noch ein italienischer Abbé, drei oder vier neugierige Reisende, ein Journalist von Paris, der später die Direktion der Hilfeleistung in einer benachbarten Kirche übernahm, und endlich einige Offiziere der in Castiglione verbleibenden Militär-Abteilung bei dieser Krankenpflege Beistand. Einer dieser Offiziere wurde jedoch bald nachher in Folge des ergreifenden Eindruckes krank, und unsere anderen freiwilligen Krankenwärter zogen sich ebenfalls nach und nach zurück, weil auch sie den Anblick aller dieser Leiden, die sie nur so wenig zu lindern im Stande waren, nicht ertragen konnten; auch der Abbé folgte ihrem Beispiel, allein er kam dann wieder um uns in zarter Aufmerksamkeit aromatische Kräuter und Flacons mit Salzen unter die Nase zu halten.

Ein junger französischer Tourist, dem der Anblick dieser menschlichen Überreste die Brust beengte, brach plötzlich in Tränen aus; ein Geschäftsmann aus Neuenburg verband während zwei Tagen die Verwundeten, und schrieb für die Sterbenden die letzten Briefe an ihre Familien; man war selbst aus Rücksicht für ihn gezwungen, seinem Eifer Einhalt zu tun, so wie auch die mitleidige Aufregung eines Belgiers zu mäßigen, die einen solchen Grad erreichte, dass man für ihn ein hitziges Fieber fürchtete, ähnlich wie es sich mit einem Unterlieutenant ereignete, der von Mailand kam, um sein Corps zu erreichen, und neben uns von Fieberschauern überfallen wurde.

Einige Soldaten der in der Stadt gelassenen Truppenabteilung waren ebenfalls zur Hilfeleistung bei ihren Kameraden bereit, allein auch sie waren nicht imstande, einen Anblick auszuhalten, der ihren moralischen Mut niederbeugte, und so sehr ihre Einbildungskraft erregte. Ein Geniekorporal, der, bei Magenta blessiert, kaum wieder hergestellt zu seinem Bataillon zurückkehrte, und dessen Laufpass ihm einige Tage Aufenthalt gestattete, begleitete uns zu den Verwundeten und leistete uns Hilfe, obgleich er zweimal nacheinander ohnmächtig wurde. Der nun in Castiglione sich niederlassende Intendant gestattete endlich, dass die sich besser befindenden Gefangenen, sowie drei österreichische Ärzte, einem jungen korsischen ärztlichen Gehilfen, der mich zu verschiedenen Malen um einen Ausweis über seinen Eifer ersuchte, Beistand leisten dürften. Ein deutscher Chirurg, welcher absichtlich auf dem Schlachtfeld geblieben war, um seine verwundeten Landsleute zu verbinden, tat dies auch für die der feindlichen Armee; die Militärverwaltung erlaubte ihm nach drei Tagen, aus Erkenntlichkeit für diese Leistungen zu seinen Landsleuten nach Mantua zurückzukehren.

»Lassen Sie mich nicht sterben!« riefen einige dieser Unglücklichen, indem sie noch mit letzter Kraftanstrengung meine Hand fassten, aber dann tot zusammensanken, sobald diese schwache Stütze ihnen entzogen ward. Ein junger, etwa 20-jähriger Korporal mit sanften und ausdrucksvollen Zügen, Namens Claudius Mazuet, war von einer Kugel in die linke Seite getroffen, sein Zustand war hoffnungslos, und er sah es selbst ein; nachdem ich ihm zu trinken gegeben hatte, dankte er mir und setzte dann mit Tränen in den Augen hinzu. »Ach mein Herr, wenn Sie doch an meinen Vater schreiben könnten, damit er meine Mutter tröstet.« Ich schrieb mir die Adresse seiner Eltern auf und wenige Augenblicke nachher hatte er aufgehört zu leben[15]. Ein alter Sergeant mit mehreren Schnüren am Arm sagte mir mit tiefer Trauer und mit kalter Bitterkeit: »Wenn man mich früher gepflegt hätte, so würde ich am Leben geblieben sein, indessen ich so schon diesen Abend tot sein werde.« Und am Abend war er tot.

»Ich will nicht sterben, ich will nicht sterben!« schrie mit wilder Entschlossenheit ein Grenadier der Garde, der noch vor drei Tagen kräftig und gesund gewesen, jetzt aber tödlich verwundet war und fühlend, dass seine letzte Stunde unwiderruflich gekommen sei, gegen diese dunkle Gewissheit sich sträubte; ich sprach mit ihm, er hörte mich an, und dieser nun besänftigte, beruhigte und getröstete Mann war endlich mit der Einfachheit und Treuherzigkeit eines Kindes zum Tod gefasst.

Da unten in der Ecke der Kirche, links in der Vertiefung des Altars lag ein afrikanischer Jäger auf Stroh; drei Kugeln hatten ihn getroffen, eine in der linken Seite eine andere in der rechten Schulter und die dritte blieb im rechten Bein stecken; es war Sonntag abends und er versicherte mich, seit Freitag morgens nichts genossen zu haben. Er war wirklich ekelerregend anzuschauen, der Kot war auf ihm getrocknet und mit Blutklümpchen untermischt, seine Kleidung zerrissen und sein Hemd zerfetzt; nachdem ich seine Wunden gewaschen, ihm ein wenig Fleischbrühe gegeben, und ihn dann in eine Decke eingewickelt hatte, führte er meine Hand mit einem Ausdruck unaussprechlicher Dankbarkeit an die Lippen. Am Eingang der Kirche befand sich ein Ungar, der unaufhörlich schrie und auf Italienisch mit durchdringender Stimme nach einem Arzt

---

[15] Die Eltern, welche rue d'Alger Nr. 3 in Chon wohnten und deren einziger Sohn dieser als Freiwilliger in die Armee getretene junge Mann war, erhielten keine andere Nachricht von ihrem Sohn, als den Brief von mir; er würde ohne mich wahrscheinlich, wie viele andere, als verschwunden in die Listen eingetragen worden sein.

verlangte; seine Lenden waren von Kartätschenstücken wie mit eisernen Hacken zerrissen, das rote zuckende Fleisch sah daraus hervor, der übrige Teil des Körpers war aufgeschwollen und bleifarben, er wusste nicht, wie er sich niederlegen oder setzen sollte; ich tauchte etliche Flocken Charpie in Wasser und versuchte ihm damit eine Art Lagerstätte zu machen, allein der Brand wird ihn unzweifelhaft hinweggerafft haben.

Etwas davon entfernt lag ein Zuave, der heiße Tränen weinte, und den man wie ein Kind trösten musste; die vorhergehenden Strapazen, der Mangel an Nahrung und Ruhe, die krankhafte Aufregung und die Furcht, ohne Hilfe zu sterben, verursachten selbst bei diesem wackern Soldaten eine nervöse Gefühlsaufregung, die sich durch Klagen und Weinen Luft machte. Das Gefühl, welches bei diesen Verwundeten am meisten sich geltend machte, wenn sie nicht durch Leiden zu sehr in Anspruch genommen waren, war die Erinnerung an ihre Mutter und die Vorstellung ihres Grames, wenn sie Nachricht von ihrem Schicksal erhalten würde; man fand an dem Hals eines toten jungen Mannes das Bildnis einer älteren Frau, ohne Zweifel seiner Mutter, mit seiner linken Hand schien er es an sein Herz zu drücken.

Hier an der Mauer lagen etwa hundert französische Soldaten und Unteroffiziere in ihre Decken gehüllt in zwei parallelen Reihen, zwischen denen man durchgehen konnte; sie waren alle verbunden, die Verteilung der Suppe hatte stattgefunden, sie lagen ruhig und zufrieden da, und folgten mir mit den Augen; all diese Köpfe wendeten sich nach rechts, wenn ich nach rechts ging, nach links, wenn ich nach links mich wendete. »Man sieht wohl, dass es ein Pariser ist[16]«, sagten die einen. »Nein«, antworteten andere, »er scheint mir aus dem Süden zu sein.« »Nicht wahr mein Herr, Sie sind von Bordeaux!«, fragte mich ein dritter, und jeder wollte, dass ich aus seiner Provinz oder aus seiner Stadt sei. Die Resignation, welche diese einfachen Liniensoldaten an den Tag legten, verdient wirklich der Erwähnung und der Anerkennung. Was war auch jeder Einzelne von ihnen in dieser großartigen Zerrüttung? Sehr

---

[16] Ich hatte die Genugtuung, im Laufe des letzten Jahres in Paris und namentlich in der Rivolistraße, amputierte Militärs und Invaliden zu finden, welche, als sie mich erkannten, auf mich zukamen und mir ihre Dankbarkeit zu erkennen gaben für die ihnen in Castiglione gewidmete Pflege. »Wir nannten Sie den weißen Herrn«, sagte mir einer von ihnen, »weil Sie ganz in Weiß gekleidet waren; es machte auch nicht übel warm da!«

wenig. Sie litten oft, ohne sich zu beklagen, und starben in Bescheidenheit, ohne dass man weiter ihrer erwähnte.

Die österreichischen Verwundeten und Gefangenen trotzten nur selten den Siegern; dennoch weigerten sich einige gegen die Pflege, der sie misstrauten, rissen ihre Verbände weg und ließen ihre Wunden verbluten. Ein Kroate, dem man eine Kugel auszog, nahm diese und warf sie dem Chirurgen an den Kopf; andere blieben still, finster und gleichgültig; im Allgemeinen zeigten sie nicht die Mitteilsamkeit, den guten Willen und die ausdrucksvolle, anschmiegende Lebhaftigkeit, welche die Leute der lateinischen Rasse charakterisiert.

Übrigens waren doch die Meisten nicht unempfindlich gegen die gute Pflege und in ihren verwunderten Zügen sprach sich ihre Erkenntlichkeit aus. Einer von ihnen, von neunzehn Jahren, der mit etwa 40 seiner Landsleute in dem entferntesten Winkel der Kirche lag, hatte seit drei Tagen keine Nahrung erhalten; er hatte ein Auge verloren, lag in Fieberschauern, konnte nicht mehr sprechen und hatte kaum noch die Kraft, ein wenig Fleischbrühe zu sich zu nehmen; in Folge unserer Pflege wurde er wieder so weit hergestellt, dass man ihn im Laufe von 24 Stunden nach Brescia senden konnte.

Er verließ uns nur ungern, fast in schmerzlicher Bewegung; sein ihm bleibendes schönes blaues Auge sprach mit lebendigem Ausdruck seine Dankbarkeit aus, und er drückte seine Lippen auf die Hände der barmherzigen Frauen von Castiglione. Ein anderer Gefangener, der im Fieber lag, erregte ganz besonders unsere Aufmerksamkeit; er war nur zwanzig Jahre alt und schon hatte sich sein Haar gebleicht; seine Kameraden und er selbst versicherten, dass dieser Wechsel am Tag der Schlacht eintrat.[17]

Wie viele junge Leute von 18 bis 20 Jahren, welche aus den entlegenen Teilen Deutschlands oder den östlichen Provinzen des ausgedehnten österreichischen Kaiserreiches kamen, und viele von ihnen mit Gewalt herbeigeschleppt, mussten außer den körperlichen Leiden und dem Gram über die Gefangenschaft noch den Hass erdulden, den die Mailänder gegen ihre Rasse, ihre Führer und ihren Regenten im Herzen

---

[17] Diese Tatsache, welche ich in einer Sitzung der *Société d' Ethnographie* von Paris erzählte, wurde in der *Revue Orientale et Américaine* (Januar 1850) von Herrn R. Cortambert in seinem bemerkenswerten Artikel ›De la chevelure chez les differents peuples‹ erwähnt.

trugen, und fanden erst wieder auf französischem Boden eine freundlichere Behandlung: Ihr armen Mütter in Deutschland, in Österreich, in Ungarn und in Böhmen! wer sollte nicht an euer Bangen denken, sobald ihr vernahmt, dass eure verwundeten Söhne in diesem feindlichen Land sich als Gefangene befanden: Allein da die Frauen von Castiglione sahen, dass ich keinen Unterschied zwischen den Nationalitäten machte, ahmten sie meinem Beispiel nach, indem sie alle diese Leute von so verschiedener Abkunft und ihnen ja alle gleich fremd mit demselben Wohlwollen behandelten. »Tutti fratelli[18]«, sagten sie oft mit bewegter Stimme. Ehre diesen mitleidigen Frauen, diesen jungen Mädchen von Castiglione! Nichts hat sie zurückgeschreckt, nichts ihren Eifer geschwächt oder sie entmutigt; und ihre bescheidene Hingebung war weder durch Beschwerden, noch durch den Widerwillen, noch endlich durch Opfer zu ermüden.

Das Gefühl, welches man über seine eigene Untüchtigkeit bei so außerordentlichen und ernsten Ereignissen fühlt, ist eine unnennbare Qual; es ist in der Tat ungemein peinlich, nicht immer die Leiden lindern zu können, welche wir vor unsern Augen haben, oder zu denen zu gelangen, welche unsere Hilfe erflehen, indem hier besonders manche Stunde verging, bis man dahin gelangte, wohin man wollte, hier aufgehalten von dem einen, dort befragt von dem andern, und auf jedem Schritt hingehalten von einer Menge Unglücklicher, die uns entgegenkamen und umringten; und dann, weshalb sich auch links wenden, während rechts so viele waren, die ja sonst ohne freundliches Wort, ohne einen Trost, ohne nur ein Glas Wasser, um ihren heißen Durst zu lindern, sterben würden?

Der Gedanke über die Wichtigkeit eines Menschenlebens, der Wunsch, die Martern von so vielen Unglücklichen ein wenig zu lindern, oder ihren Mut neu zu beleben, die angestrengte und unablässige Tätigkeit, welche man sich in solchen Augenblicken zur Pflicht macht, verleihen eine stets wiederkehrende höhere Energie, welche gleichsam den Drang erzeugt, so vielen Menschen als nur immer möglich Hilfe zu leisten; man wird nicht mehr berührt von diesen tausend Gebilden eines großartigen Trauerspiels, man geht mit Gleichgültigkeit an den auf das Schrecklichste verunstalteten Leichnamen vorüber, man blickt fast kalt, so sehr

---

[18] *Tutti fratelli (ital.):* Alle(s) Brüder

auch die Feder sich sträubt sie zu beschreiben, auf Szenen, welche noch schrecklicher sind als die hier geschilderten[19]; allein es kommt öfters vor, dass das Herz plötzlich erschüttert und von einer bitteren unbesiegbaren Trauer befallen wird bei dem Anblick eines einzelnen Falles, einer isolierten Handlung, einer unerwarteten Einzelheit, welche mehr auf das Gefühl wirkt, unser Mitgefühl lebendiger weckt und die zartesten Fibern unseres Wesens ergreift.

Für den in das tägliche Feldleben eintretenden Soldaten erwacht die Erinnerung an die Familie und an die Heimat nie mit stärkerer Kraft, als nach großen Strapazen und den Aufregungen, welche er während und nach einer Schlacht wie die von Solferino haben musste. Dieses Gefühl wurde auf das Lebhafteste geschildert in den rührenden Worten eines braven französischen Offiziers, der von Volta aus an seinen in Frankreich gebliebenen Bruder unter anderem Folgendes schrieb:

*»Du kannst dir nicht vorstellen, wie ergriffen der Soldat ist, wenn er den Wagenmeister, der mit der Abgabe der Briefschaften an die Armee betraut ist, herankommen sieht; er bringt uns, siehst du wohl, Neuigkeiten aus Frankreich, aus der Heimat, von unseren Eltern, von unseren Freunden! Jeder horcht auf, sieht nach ihm hin, und streckt seine begierigen Hände nach ihm aus. Die Glücklichen, das heißt die, welche einen Brief erhalten, öffnen ihn schnell, und scheinen ihn zu verschlingen; die anderen die gleichsam Enterbten, entfernen sich mit gepresstem Herzen, und gehen auf die Seite, um an die zu denken, welche daheim geblieben*

---

[19] Da ich mich erst nach mehr als drei Jahren entschlossen habe, diese schrecklichen Erinnerungen zusammenzustellen, die nicht für die Öffentlichkeit bestimmt waren, so wird man begreifen, dass sie bereits ein wenig verblasst sind und außerdem noch in Beziehung auf die Schmerzens- und Verzweiflungsszenen, deren Zeuge ich war, nur in abgekürzter Form gegeben wurden. Allein wenn diese Blätter beitragen könnten zur Entwicklung und Reifung der Frage über die den verwundeten Soldaten im Krieg zu leistende Hilfe und über die gleich nach einem Gefecht ihnen zu widmende Pflege, und wenn sie die Aufmerksamkeit der Freunde der Humanität und Philanthropie auf sich ziehen sollten, oder mit einem Wort, wenn die Beschäftigung und das Studium über einen so wichtigen Gegenstand durch Erlangung von Fortschritten einen Zustand bessern könnten, der nie genug, und selbst in den bestorganisierten Armeen, ins Auge gefasst werden kann, so würde ich im vollsten Maß mein Ziel erreicht glauben.

Die Straßen von Castiglione waren nun ruhiger geworden, die Toten und die Weitertransportierten hatten Platz gemacht, und wenn auch wieder neue Wagen mit Verwundeten ankamen, so wurde doch nach und nach die Ordnung wieder hergestellt, und die Verpflegung ging ihren regelmäßigeren Gang; denn die Überfüllung war nicht die Folge einer schlechten Organisation oder der nicht hinreichenden Voraussicht der Verwaltung, sondern sie kam nur von der ungeheuren und unerwarteten Menge von Verwundeten und der verhältnismäßig zu geringen Zahl von Ärzten, Dienern und Krankenwärtern. Die Transporte von Castiglione nach Brescia waren jetzt mehr geordnet, sie bestanden teils aus Ambulanzwagen, teils aus gewöhnlichen, von Ochsen gezogenen Karren, welche langsam, ja sehr langsam unter dieser glühenden Sonne vom Fleck kamen, auf einer so staubigen Straße, dass der Fußgänger fast bis zum Knöchel in diese bewegliche Masse eindrang.

Obgleich die sehr unbequemen Fuhrwerke mit Baumzweigen bedeckt worden waren, so drang doch die Glut des Feuerhimmels fast mit ihrer ganzen Kraft bis zu den mehr oder minder übereinander aufgeschichteten Verwundeten. Man mag sich somit die Qualen dieser langen Fahrt vorstellen! Ein freundliches Kopfnicken, wenn man bei diesen Unglücklichen vorüberkam, schien ihnen wirklich wohl zu tun, und sie erwiderten alsbald und mit dem Ausdruck der Dankbarkeit diese Begrüßung. In allen Ortschaften längs der Straße nach Brescia saßen die Dorfbewohnerinnen vor ihren Türen und rupften schweigend Charpie; sobald ein Transport Verwundeter ankam, stiegen sie auf die Wägen, wechselten die Umschläge, wuschen die Wunden aus, und legten wieder in frischem Wasser befeuchtete Charpie auf, worauf sie denen, welche weder den Kopf noch die Arme bewegen konnten, in Löffeln Fleischbrühe, Wein oder Limonade in den Mund gossen. Die Wagen, welche ohne Unterlass Lebensmittel, Fourage, Munition und jede Art von Vorräten von Frankreich oder dem Piemonte nach dem französischen Lager führten, kehrten nie leer zurück, sondern nahmen Kranke bis nach Brescia mit. In allen Ortschaften welche die Transporte zu passieren hatten, ließen die Ortsbehörden Getränke, Brot und Fleisch bereithalten. In Montechiaro wurden die drei Spitäler dieses Ortes von den Bauersfrauen bedient, welche mit ebenso viel Intelligenz, als Güte die dort untergebrachten Verwundeten pflegten.

In Guidizzolo hatte man deren etwa Tausend in recht angemessener Weise, wenn auch nur vorübergehend in einem ausgedehnten Schloss untergebracht; in Volta diente ein altes Kloster als Kaserne, in welcher Hunderte von Österreichern untergebracht waren. In Cavriana wurden in der Hauptkirche dieses elenden Restes vollständig verstümmelte Österreicher verpflegt, welche vorher während achtundvierzig Stunden unter den Galerien eines hässlichen Wachthauses ausgestreckt gelegen hatten; in dem Lazarett des großen Hauptquartiers nahm man Operationen vor mit Anwendung des Chloroform, der bei den österreichischen Verwundeten fast eine augenblickliche Unempfindlichkeit bewirkte, indessen bei den Franzosen nervöse Zuckungen und eine fieberische Aufregung die Folge war.

Die Bewohner von Cavriana waren durchaus von Lebensmitteln entblößt und die Soldaten der Garde ernährten sie in der Tat vollständig, indem sie ihre Rationen und ihren Kaffee mit ihnen teilten; die Felder waren zerstört worden und fast alle Produkte derselben, welche eingebracht werden konnten, waren an die österreichischen Truppen verkauft, oder unter dem Vorwand von Requisitionen von ihnen genommen worden. Obschon die französische Armee Feldfrüchte im Überfluss besaß, Dank der Vorsorge und Pünktlichkeit ihrer Administration, so hatte sie dennoch Mühe, sich die Butter, das Fett und die Gemüse zu verschaffen, welche zur gewöhnlichen Soldatenkost nötig sind; die Österreicher hatten fast alles Vieh requiriert und die Alliierten konnten nur Maismehl auf ihren Lagerplätzen erhalten. Übrigens wurde alles, was die lombardischen Bauern zum Unterhalt der Truppen verkaufen konnten, zu sehr hohen Preisen bezahlt, welche man in der Weise festsetzte, dass die Verkäufer zufrieden sein konnten. Auch wurden die Requisitionen für die französische Armee, als Pferdefutter, Kartoffeln und andere Lebensmittel, den Einwohnern des Landes, die noch für den Schaden, den der Kampf verursachte, entschädigt wurden, sehr reichlich ersetzt.

Die Verwundeten der sardinischen Armee, welche nach Desenzano, Rivoltella, Lonato und Pozzolengo gebracht wurden, befanden sich in einem minder unangenehmem Zustand als jene zu Castiglione: die beiden ersten dieser Städte, welche während einiger Tage von den beiden Armeen nicht besetzt gewesen waren, boten freilich mehr Lebensmittel, die Lazarette waren besser unterhalten, und die Einwohner minder eingeschüchtert und erschreckt, zeigten sich sehr tätig bei dem Krankenwärterdienst; die Kranken, welche man nach Brescia schaffte, lagen auf einer dichten Heustreue in guten Wagen, über welche mit Hilfe von geflochtenen Zweigen starke leinene Tücher gespannt waren.

Den 27. nachmittags ließ ich, durch die Strapazen erschöpft und nicht mehr imstande, einen erfrischenden Schlaf zu finden, mein Cabriolet anspannen und fuhr gegen sechs Uhr aus, um mindestens in der Frische des Abends ein wenig der Ruhe zu genießen, und während dieser Zeit den ergreifenden Auftritten, die mir überall in Castiglione begegneten, zu entgehen. Es war ein günstiger Tag und keine Truppenbewegungen (wie ich später erfuhr) waren für den Montag angeordnet worden. Ruhe folgte den schrecklichen Aufregungen der vorhergehenden Tage auf dem jetzt so düsteren Schlachtfeld, wo man keine Ausbrüche der Leidenschaft und des Enthusiasmus mehr sah noch hörte; da und dort erblickte man aber immer noch Stellen mit geronnenem Blut in ihrem dunkeln Rot hervorblicken, aufgerissene Erdstrecken, weiß mit Kalk bestreut, woran man die Plätze erkannte, wo die Opfer vom 24. ruhten.

Bei Solferino, dessen viereckiger finster und stolz sich erhebender Turm seit Jahrhunderten das umliegende Land beherrscht, und wo jetzt schon zum dritten Mal zwei der größten Mächte der neueren Zeit sich im blutigen Kampf maßen, wurden noch immer die zahlreichen und traurigen Menschenreste jenes Tages gesammelt, die selbst auf dem Kirchhof die Kreuze und Grabsteine mit Blut bedeckten. Gegen 9 Uhr kam ich nach Cavriana; es war ein in seiner Art einzigartiges und großartiges Schauspiel, den Kriegstrain zu sehen, welcher das Hauptquartier des Kaisers der Franzosen umgab. Ich suchte den Herzog von Magenta, den ich die Ehre hatte, persönlich zu kennen.

Da ich nicht genau wusste, wo in diesem Augenblick sein Armee-Corps lagerte, so ließ ich mein Cabriolet auf einem kleinen Platz halten, gegenüber dem Haus, in welchem seit Freitag Abend Kaiser Napoleon wohnte; und so befand ich mich nun plötzlich inmitten einer Gruppe von Generalen, welche auf einfachen Strohstühlen oder selbst auf hölzernen Schemeln saßen und in der Frische des Abends, gegenüber des improvisierten Palastes ihres Herrschers, ihre Zigarren rauchten.

Während ich mich erkundigte, in welcher Richtung ich den Marschall Mac-Mahon treffen könne, befragten diese Generale ihrerseits den mich begleitenden Korporal, welchen sie neben meinem Kutscher sitzend für meine Ordonnanz hielten[20]: sie wollten nämlich wissen, wer ich sei und zugleich erfahren, welchen Auftrag ich wohl haben könne; denn es fiel ihnen nicht ein, dass ein gewöhnlicher Tourist sich allein in die Lager wage und, bis nach Cavriana gekommen, zu so später Stunde noch weiter wolle. Der Korporal, der selbst keinen Aufschluss geben konnte, blieb natürlich sehr schweigsam hierüber, obgleich er auf sehr ehrfurchtsvolle Weise ihre Fragen beantwortete, und die Neugierde schien noch zuzunehmen, als man mich hierauf nach Borghetto fahren sah, woselbst sich der Herzog von Magenta befinden sollte. Das zweite, von ihm befehligte Corps hatte sich den 26. von Cavriana nach Castellaro zu begeben, das fünf Kilometer davon entfernt ist, und seine Divisionen lagen rechts und links der Straße, welche von Castellaro nach Monzambano führt; der Marschall selbst befand sich mit seinem Generalstab in Borghetto.

Aber die Nacht war bereits schon vorgerückt, und da man mir nur sehr unsichere Andeutungen gegeben hatte, so lenkten wir schon nach einer Stunde eine falsche Straße ein, nämlich in diejenige nach Volta in das Lager des Armee-Corps von General Niel, der seit drei Tagen zum Marschall ernannt worden war, und in der Umgebung dieser kleinen Stadt lagerte. Das unbestimmte Geräusch unter diesem schönen gestirnten Himmel, die Biwakfeuer, welche da und dort von ganzen Bäumen unterhalten wurden, die erleuchteten Zelte der Offiziere, mit einem

---

[20] Dieser Korporal war in Magenta verwundet worden, und gab sich, nachdem er wieder hergestellt zu seinem Bataillon zurückgekehrt war, viele Mühe in Castiglione, um den Krankenwärtern beizustehen; ich nahm sein Anerbieten an, mich auf diesem Ausflug, wo seine Eigenschaft als graduierter Militär mir als Geleitschein dienen konnte, zu begleiten. An demselben Tag, am 27. Juni, wurden zwei Engländer, welche sich bis zu den französischen Vorposten vorwagen wollten, von den Soldaten als deutsche Spione arretiert und auf nicht sehr angenehme Weise nach dem Lager geschleppt, wo sie glücklicherweise den Marschall, der das Armee-Corps kommandierte, trafen, welcher sie dann auch aus ihrer unangenehmen Lage befreite; nichtsdestoweniger waren jedoch unsere Insulaner von dem ihnen zugestoßenen Abenteuer sehr erbaut.

Wort, diese letzten Regungen eines wachenden Lagers in welchem nach und nach die Ruhe der Nacht ihr Recht geltend macht, sie ergreifen auf recht angenehme Weise eine an und für sich schon erregte Phantasie; die Schatten des Abends und die feierliche Stille machten dem wechselnden Geräusch und den Aufregungen des Tages Platz und die reine milde Luft des prachtvollen italienischen Himmels atmete sich mit Wollust ein.

Mein italienischer Kutscher war inmitten dieses nächtlichen Halbdunkels bei dem Gedanken, dem Feind so nahe zu sein, von einer solchen Furcht erfasst, dass ich mehrere Male gezwungen war, ihm das Leitseil abzunehmen, und es dem Korporal in die Hände zu geben oder selbst zu halten. Dieser arme Mensch war acht bis zehn Tage vorher aus Mantua entflohen, um dem österreichischen Kriegsdienst zu entgehen, kam nach Brescia, um dort einen Unterhalt zu finden, und nahm bei einem Fuhrmann als Kutscher Dienste. Sein Schrecken mehrte sich noch durch einen Schuss, welcher von einem Österreicher abgefeuert wurde, als wir in seine Nähe kamen, und der hierauf durch die Büsche floh.

Während dem Rückzug der österreichischen Armee hatten sich nämlich einige versprengte Soldaten in die Keller der Häuser jener kleinen Ortschaften geflüchtet, welche von ihren Bewohnern verlassen und dann in Folge des Kampfes fast vollständig zerstört worden waren; allein und voll Furcht hatten sie sich anfangs so gut wie möglich in diesen Verstecken ernährt und wagten sich erst später hervor, indem sie während der Nacht irrend in den Feldern umherzogen. Der Mantuaner, der sich nicht zu beruhigen imstande war, vermochte bald nicht mehr sein Pferd in gerader Linie zu führen; er wendete fortwährend den Kopf nach rechts und links, schaute mit stieren Blicken nach den Gebüschen am Weg, jeden Augenblick erwartend, einen dort versteckten Österreicher hervortreten und auf ihn anlegen zu sehen; kein Verhau, kein Mauerrest entging seinen ängstlichen Blicken, besonders wenn die Straße eine Wendung machte. Seine Furcht verwandelte sich in unbeschreibliches Entsetzen, als die Stille der Nacht durch den Schuss einer Vedette unterbrochen wurde, die wir wegen der Dunkelheit nicht gesehen hatten, und er wäre fast in Ohnmacht gefallen beim Anblick eines großen geöffneten Regenschirms, welcher, von drei Kanonenkugeln und mehreren Flintenkugeln durchbohrt, am Rand eines Feldes zunächst dem Fußweg nach Volta lag; dieser Regenschirm hatte wahrscheinlich einer Marketenderin der französischen Armee angehört und war ihr vom Gewitter am 24. entrissen worden.

Wir mussten wieder zurückfahren, um in die gute Straße von Borghetto einzulenken; es war jetzt schon über 11 Uhr, und wir trieben unser Pferd so viel als möglich, sodass unser bescheidenes kleines Fuhrwerk fast geräuschlos, aber schnell wie der Gedanke auf der Strada Cavallara dahin rollte, als von Neuem eine Unterbrechung uns erwartete: »Wer da! Wer da! Wer da!? oder ich gebe Feuer!« rief ohne Unterbrechung und ganz nahe vor uns eine Wache zu Pferd. »Frankreich!« antwortete mit starker Stimme mein Begleiter, indem er zu gleicher Zeit seinen Grad beifügte: »Korporal im ersten Genieregiment, I. Kompanie.« »Passiert!« wurde uns bedeutet.

Endlich um 11:45 Uhr erreichten wir ohne weitere Störung die ersten Häuser von Borghetto[21]. Alles war hier still und finster; nur in einem Erdgeschoss der Hauptstraße brannte noch ein Licht; es waren hier in einem niederen Zimmer Rechnungsoffiziere beschäftigt, welche, obgleich durch meine Ankunft in ihrer Arbeit gestört und sehr erstaunt über einen Besuch zu so später Stunde, sich sehr höflich bezeigten. Einer derselben, Herr A. Outrey, ein Zahlungsoffizier, bot mir, ehe er noch meine verschiedenen Empfehlungen von Generalen gesehen hatte, auf das Freundlichste seine Gastfreundschaft an: seine Ordonnanz brachte eine Matratze, auf welche ich mich vollständig angekleidet warf, um einige Stunden auszuruhen, nachdem ich vorher eine vortreffliche Fleischbrühe genommen hatte, welche mich um so wohltuender stärkte, als ich seit einigen Tagen nichts Ordentliches gegessen hatte.

Ich schlief ruhig, ohne wie in Castiglione, fortwährend von den ungesunden Ausdünstungen und den Mücken geplagt zu sein, welche, nachdem sie sich an den Leichnamen gesättigt, auch noch die Lebenden heimzusuchen pflegten. Der Korporal und der Kutscher hatten es sich indessen ganz einfach in dem auf der Straße stehen gebliebenen Cabriolet bequem gemacht: allein der unglückliche Mantuaner konnte in seiner fortdauernden Angst die ganze Nacht kein Auge schließen, und ich fand ihn des andern Morgens mehr tot als lebendig.

---

[21] Borghetto ist ein Dorf von etwa 2100 Seelen, auf dem rechten Ufer des Mincio und fast gegenüber von Baleggio. Im Jahr 1848 überschritten hier die sardinischen Truppen unter den Befehlen des Königs Karl Albert den Mincio, trotz des hartnäckigen Widerstandes der Österreicher, welche von Feldmarschall Radetzky befehligt wurden.

Den 28. um sechs Uhr morgens wurde ich auf die wohlwollendste und liebenswürdigste Weise von dem guten und ritterlichen Marschall Mac-Mahon empfangen, der mit Recht der Abgott der Soldaten genannt wird[22]; um 10 Uhr befand ich mich in jenem, seitdem geschichtlich berühmt gewordenen Haus, das in der kurzen Zeit vom Morgen bis zum Abend des 24. zwei große feindliche Monarchen in sich beherbergt hatte. Um 3 Uhr nachmittags desselben Tages war ich wieder bei den Verwundeten in Castiglione angekommen, die mir ihre Freude, mich wiederzusehen, auf das Lebhafteste ausdrückten; und den 30. Juni kam ich nach Brescia.

Diese hübsche, so recht malerisch gelegene Stadt war nicht wie Castiglione in ein provisorisches Feldlazarett, sondern mehr in ein ungeheuer ausgedehntes Spital umgewandelt, ihre zwei Domkirchen, die übrigen Kirchen, die Paläste, die Klöster, die Schulen, die Kasernen, kurz alle Baulichkeiten waren mit Schlachtopfern von Solferino angefüllt; 15.000 Betten waren sozusagen in einem einzigen Tag aufgeschlagen worden; die großherzigen Bewohner hatten mehr getan, als noch je

---

[22] Der Herzog von Magenta ist sehr beliebt in der französischen Armee, seine Soldaten achten und verehren ihn; es möge davon ein Beispiel hier Platz finden: Im Jahr 1856 befanden sich in Algerien auf der Straße nach Konstantine zwei ausgediente Zuaven in dem Interieur eines Eilwagens, indessen ich im Coupé saß; sie begaben sich als Arbeiter nach Bathna, um dort in den Wäldern Bäume zu schlagen. Sie sprachen während der Fahrt immer von dem orientalischen Krieg und dem Marschall Mac-Mahon in ihrer pittoresken Sprache, und zwar laut genug, dass ich einige Phrasen verstehen konnte. »Gibt es«, sagte der eine, »einen General wie er? Er wusste uns zu kommandieren! Wir sind alte Troupiers, alte Brummbären, wir haben nie Furcht gehabt, und doch haben wir geweint; erinnerst du dich, als er zu uns auf dem Platz sprach, – wir wurden verabschiedet, und unsere Zeit war aus – wie er da von uns Abschied nahm und zu uns sagte: ›Kinder, ihr habt tapfer unter den Fahnen gedient, ihr kehrt jetzt in das bürgerliche Leben zurück; begeht niemals eine schlechte Handlung, erinnert euch, dass ihr einen Vater habt, und dieser Vater – der bin ich!‹. So hat er gesagt, indem er sich auf die Brust schlug ... ›und meine Börse ist die Eure. Gebt mir alle die Hand!‹ Erinnerst du Dich, als er uns seine Börse voll Gold zuwarf und sagte: ›Teilet untereinander, aber zankt euch nicht.‹ Und wir haben alle geweint, wie kleine Mädchen.«

unter ähnlichen Umständen geschehen ist. In der Mitte der Stadt war der Dom, gewöhnlich ›il Duomo vecchio‹ [Alter Dom] oder ›la Rotonda‹ genannt, mit seinen zwei Kapellen von etwa tausend Verwundeten angefüllt; das Volk drängte sich in Massen herbei, und besonders die Frauen jeden Ranges, um Orangen, Gallerte, Biskuit, Zuckerwerk und sonstige Erfrischungen zu bringen; auch die niederste Witwe oder die ärmste kleine Alte glaubten sich verpflichtet, ihren Tribut des Mitgefühls und ihre bescheidene Gabe darbringen zu müssen. Dieselben Auftritte fanden in dem neuen Dom statt, einem prachtvollen Gebäude in weißem Marmor mit einer weiten Kuppel geziert; mehrere hunderte von Verwundeten waren hier untergebracht, ebenso in den vierzig anderen Gebäuden, Kirchen oder Spitälern, welche zusammen nahe an 20.000 Verwundete und Kranke enthielten.

Der Stadtrat von Brescia hatte alsogleich die ihm obliegenden Verpflichtungen erkannt, welche er bei diesem außergewöhnlichen Ereignis zu erfüllen hatte, und zeigte sich auch auf die Dauer seiner Aufgabe auf das Vollkommenste gewachsen; er hatte sich permanent konstituiert, ausgezeichnete Kräfte herbeigezogen, und die Ratschläge der achtungswertesten Bürger unterstützten ihn in seinen Bestrebungen. Es wurde zuvörderst eine oberste Aufsichtsbehörde für die Spitäler ernannt, und zwar auf den Vorschlag des berühmten Dr. Bartholomes Gualla, sodann eine Zentralkommission, welcher dieser letztere präsidierte, und die aus den Doktoren Gorbolani, Dresici, Ballini, Bonicelli, Cassa, E. Maggi und Abeni bestand, welche Tag und Nacht in Anspruch genommen waren.

Diese Kommission setzte für jedes Spital einen besondern Verwalter und einen Oberchirurgen ein, dem etliche Ärzte und eine Anzahl Krankenwärter beigegeben waren. Sobald ein Kloster, eine Schule oder eine Kirche zur Unterbringung von Verwundeten verwendet werden sollte, wusste diese Zentralkommission in wenig Stunden und wie durch Zauber Spitäler daraus zu machen, sie mit Hunderten von Betten auszurüsten und mit einer großen Küche und einem Waschlokal zu versehen; alle diese Räumlichkeiten erhielten sodann das nötigste Linnenzeug und alles, was noch nützlich oder notwendig sein konnte. Diese Maßregeln wurden mit solcher Pünktlichkeit und so überraschend schnell ergriffen, dass man sich schon in wenig Tagen über die gute Ordnung und den regelmäßigen Gang in diesen vielen Spitälern verwundern musste; und diese Verwunderung ist wohl um so natürlicher, wenn man bedenkt, dass die etwa 40.000 Seelen zählende Bevölkerung von Brescia ganz plötzlich und unerwartet durch die Ankunft von 30.000 Verwundeten und Kranken fast verdoppelt wurde.[23]

Und es muss hier noch erwähnt werden, dass die Ärzte, 140 an der Zahl, während der ganzen Zeit ihrer ebenso schwierigen als angreifenden Tätigkeit eine bewunderungswürdige Hingebung an den Tag legten, ohne dass irgendeine Empfindlichkeit oder Rivalität ihre Sorge für das allgemeine Wohl im Geringsten gestört hätte; sie wurden hierbei von den Studenten der Medizin und einer kleinen Zahl von freiwillig helfenden Personen unterstützt. Nachdem sich noch Hilfs-Comités gebildet hatten, wurde eine besondere Kommission ernannt, welche die Geschenke und Gaben an Betten, Weißzeug und Vorräten aller Art in Empfang zu nehmen hatte, und eine weitere Kommission übernahm die Direktion über das Zentraldepot oder Magazin.[24]

In den großen Sälen der Hospitäler wurden in der Regel die Offiziere getrennt von den Soldaten untergebracht, ebenso legte man auch die Österreicher und Alliierten nicht zusammen; die verschiedenen Betten erschienen vollständig gleich, allein auf einem Gefach oberhalb jedes Mannes erkannte man an der Uniform und der Kopfbedeckung die Waffe und das Corps, zu welchem der Verwundete gehörte. Anfänglich gestattete man den Eintritt von Besuchern nicht, weil dieselben den Dienst hinderten und erschwerten. Zur Seite martialischer und in ihr Schicksal ergebener Leute sah man wieder andere, welche murrten und sich beklagten; in den ersten Tagen schienen alle Verwundungen schwer. Bei den französischen Soldaten war jedoch bald der gallische Charakter

---

[23] Vom 15. Juni bis zum 31. August nahmen die Spitäler von Brescia nach den offiziellen Berichten allein an Fieberkranken und andern Kranken 19.665 Soldaten auf, von welchen mehr als 19.000 der franko-sardischen Armee angehörten. Die Österreicher hatten ihrerseits in ihren Spitälern im Venezianischen mindestens 20.100 Kranke, ohne die Menge von Verwundeten zu zählen, welche noch in denselben verpflegt wurden.

[24] Die erste dieser Kommissionen war zusammengesetzt aus den Herren Pallavicini, Glisenti, Averoldi, Sienna, den Advokaten Juccoli und Conter und dem Geistlichen Rossa; die zweite aus den Herren Basiletti Caprioli, Novetta und Da Ponte. »Wir haben 40.000 Einwohner in unserer Stadt«, hatte drei Tage vor der Schlacht der Bürgermeister von Brescia gesagt, »es stehen also 40.000 Betten zur Verfügung.«

oder Geist durch die Lebhaftigkeit und die Leichtigkeit im Erfragen des Missgeschickes, sowie durch seine Ausdauer und Energie erkenntlich, allein man bemerkte bei ihnen auch eine gewisse Ungeduld und Reizbarkeit bei dem geringsten Widerspruch. Da sie sich weniger leicht beunruhigen und erschrecken ließen, so ergaben sie sich auch leichter in die notwendigen Operationen, als die Österreicher, welche, minder sorglos als sie, eine wahre Angst vor jeder Amputation hatten und weit leichter von Schwermut erfasst wurden. Die mit langen schwarzen Röcken gekleideten italienischen Ärzte pflegten zwar die Franzosen mit aller möglichen Rücksicht, allein die Art der ärztlichen Behandlung bei einigen von ihnen setzten die Kranken wahrhaft in Verzweiflung; denn die Italiener verordnen mit Vorliebe Diät, Aderlässe und Tamarindenwasser.

Ich fand in diesen Sälen mehrere von unseren Verwundeten von Castiglione, die mich ebenfalls erkannten; sie wurden hier besser gepflegt, allein ihre Leiden waren noch nicht vorüber. So befand sich hier auch einer jener Jäger der Garde, welcher durch einen Schuss am Bein verwundet worden war, und dem ich in Castiglione den ersten Verband angelegt hatte; er war ausgestreckt auf seinem elenden Lager und der Ausdruck seines Gesichtes ließ auf schwere Leiden schließen. Seine Augen waren eingefallen und erhitzt, die Gesichtsfarbe gelblich-bleich, ein Zeichen, dass das Wundfieber seinen Zustand bedeutend verschlimmert hatte. Seine Lippen waren trocken, seine Stimme bebte; an die Stelle der kühnen Verwegenheit dieses Wackeren war ein gewisses Gefühl beunruhigender Vorahnung getreten, selbst die Pflege schien einen entnervenden Eindruck auf ihn hervorzubringen; er fürchtete sich, wenn man in die Nähe seines verletzten Beines kam, das bereits vom Brand ergriffen war. Der französische Chirurg, welcher die Amputationen vorzunehmen hatte trat nun an sein Bett, der Verwundete fasste dessen Hand, die seinen brannten wie glühendes Eisen, als er sie presste. »Tut mir nicht wehe, es ist fürchterlich, was ich leide!«, rief er. Allein es musste gehandelt werden und sogar alsogleich, zwanzig andere Verwundete sollten noch am selben Morgen operiert werden und 150 warteten, dass man sie verbinde; man hatte nicht Zeit, sich bei einem Einzigen aufzuhalten, und auf seinen Entschluss zu warten.

Der Chirurg, sonst ein gutmütiger Mann aber in seiner Praxis kalt und entschlossen, erwiderte nur ganz kurz: »Lassen Sie mich machen, lassen Sie mich nur machen«, und zog rasch die Bettdecke in die Höhe; das verwundete Bein war mindestens doppelt so dick geworden; an drei Stellen drang stinkender Eiter in Menge hervor, die bläulichen Flecken zeigten, dass eine Schlagader verletzt war; das Glied konnte nicht mehr gespeist werden, es gab darum kein Mittel, es zu erhalten, und man nur den einen Ausweg, es am Hüftgelenk abzunehmen. Amputation! welches schreckliche Wort für diesen unglücklichen jungen Mann, der jetzt keine andere Aussicht vor sich sah, als entweder plötzlichen Tod oder die elende Existenz eines Verstümmelten. Er hatte aber nicht einmal Zeit, sich auf sein Schicksal vorzubereiten: »Mein Gott, mein Gott, was wollen Sie tun?« sagte er bebend. Der Chirurg antwortete ihm nicht. »Krankenwärter, tragen Sie ihn weg, beeilen Sie sich!« wandte er sich nur kurz an diesen.

Ein durchdringender Schrei entfuhr jedoch der keuchenden Brust des Unglücklichen, als der ungeschickte Krankenwärter das verwundete steife Bein ganz nahe an der Wunde gefasst hatte; die einzelnen Knochenstücke waren in das Fleisch eingedrungen und hatten dem Soldaten neue furchtbare Schmerzen verursacht, welche noch zunahmen, als sein herabhängendes Bein von der Bewegung des Tragens auf dem Weg bis zum Sektionssaal fortwährend hin und her geschaukelt wurde. Welch schrecklicher Aufzug: Es war, als ob man ein Schlachtopfer zum Tod führte: Endlich lag er auf dem Operationstisch, auf einer dünnen Matratze; neben ihm auf einem andern Tisch bedeckte ein Handtuch die Instrumente. Der Chirurg, nur mit den Vorbereitungen zu seiner Operation beschäftigt, hörte und sah nichts außer ihr: ein junger Gehilfe musste den Arm des Verwundeten halten; während der Krankenwärter ihn an dem gesunden Bein fassend mit aller Kraft gegen den Rand des Tisches zog, rief der Unglückliche erschreckt: »Lassen Sie mich nicht fallen!« und drückte krampfhaft seine Arme gegen den jungen Gehilfen, der ihn unterstützen wollte, selbst aber vor Aufregung bleich und verwirrt war.

Der Chirurg hatte nun seinen Rock abgelegt, die Ärmel seines Hemdes bis zur Schulter zurückgeschlagen und einen breiten bis zum Hals reichenden Schurz angezogen; ein Knie auf die Steinplatten des Saales gestützt und in der Hand das furchtbare Messer haltend umschlang er mit seinem Arm den Schenkel des Soldaten, und durchschnitt alsdann mit einem Zug die Haut rings um den ganzen Schenkel. Ein durchdringender Schrei hallte im Spitale wider; der junge Gehilfe schien auf den Zügen des armen Duldenden jedes Zucken des furchtbarsten Schmerzes zu beobachten und mitzufühlen. »Mut«, sagte er mit leiser Stimme zum Soldaten, dessen Hände er auf seinem Rücken sich zusammenkrallen fühlte, noch zwei Minuten und alles ist vorüber. Der Chirurg erhob sich hierauf, und begann die Haut von den nun nackt gelegten Muskeln zu trennen, er durchschnitt zu diesem Zweck die Fleischteile und zog sie dann gleichsam mit dem Zurückschieben der Haut wie eine zollhohe Handkrause herauf, alsdann durchschnitt er auch mit einem kräftigen Rundkreisschnitt alle Muskeln bis zum Knochen; das Blut quoll in Strömen aus den geöffneten Pulsadern, indem es den Chirurgen bespritzte und auf den Boden floss. Sonst kalt und unempfindlich hatte der gewandte Arzt bis dahin nicht ein Wort gesprochen, allein jetzt wendete er sich die Grabesstille im Saal unterbrechend, voll Wut an den ungeschickten Krankenwärter: »Einfaltspinsel«, rief er ihm zu, »wissen Sie nicht die Pulsadern zu unterhalten?«

Dieser letztere der noch wenig Erfahrung hatte, hätte den Blutverlust dadurch verhindern sollen, dass er auf die Blutgefäße den Daumen aufdrückte. Der Verwundete, der sich vor Schmerzen kaum zu fassen wusste, stammelte mit schwacher Stimme nur die Worte hervor: »O! es ist genug, lasst mich sterben!« und ein kalter Schweiß rann von seinem Antlitz; allein er hatte noch eine Minute zu überstehen, eine Minute, die ihm zur Ewigkeit werden konnte. Der ihn so sehr bemitleidende Gehilfe zählte die Sekunden, und den Blick bald auf den Chirurgen, bald auf den Leidenden gerichtet, dessen Mut er aufzurichten suchte, sagte er zu diesem: »Nur noch eine Minute!«

In der Tat, jetzt war der Moment der Säge gekommen, und bald vernahm man die kreischenden Töne des Stahls, der in den lebendigen Knochen dringend endlich das halbverfaulte Glied von dem Körper trennte. Allein der Schmerz war zu groß für diesen abgeschwächten und erschöpften Körper, die Klagen waren verstummt, der Verwundete war ohnmächtig geworden. Der Chirurg, der nicht mehr das Geschrei und die Klagen vernahm und fürchtete, dass diese Stille die Stille des Todes sei, sah den Operierten voll Ungeduld an, um sich zu vergewissern, dass er nicht ausgeatmet habe. Die bereitgehaltenen Stärkungsmittel vermochten nur mit Mühe die matten Augen, welche wie bei einem Toten regungslos geschlossen waren, wieder zu beleben; der fast Sterbende atmete wieder auf, zwar zerschlagen und kraftlos, aber doch waren nun die furchtbarsten Leiden vorüber.

In dem benachbarten Spital wendete man Chloroform an. Hier hatte der Patient, und besonders derjenige französischen Ursprungs zwei wohl zu unterscheidende Perioden durchzumachen; von einer oft bis zum wütendsten Delirium sich steigernden Aufregung verfiel er gewöhnlich in eine vollständige Lethargie, welche zur wahren Unempfindlichkeit wurde. Manche Leute, welche an den Gebrauch starker gebrannter Getränke gewöhnt wären, konnten nur mit großer Mühe in Schlaf gebracht werden und sträubten sich lange gegen dieses mächtige Betäubungsmittel.

Beim Gebrauch des Chloroforms sind übrigens die Un- und Todesfälle lange nicht so selten, als man glaubt, und sehr oft bemühte man sich vergebens diejenigen wieder ins Leben zurückzurufen, welche man noch einen Augenblick vorher gesprochen hatte.

Man stelle sich aber nun eine Operation dieser Art, wie an einem Österreicher, vor, der weder italienisch noch französisch konnte und sich fast wie ein Schaf zur Schlachtbank führen lassen musste, ohne nur ein einziges Wort mit seinen mildtätigen Henkern sprechen zu können. Die Franzosen fanden überall Sympathie, man schmeichelte ihnen, man pflegte und ermutigte sie, und wenn man ihnen von der Schlacht bei Solferino sprach, da lebten sie auf und wurden mitteilsam; diese für sie so glorreichen Erinnerungen, welche ihre Gedanken von ihrer traurigen Lage ablenkten, trugen viel dazu bei, ihnen ihr Los zu erleichtern.

Die Österreicher hatten nicht die gleichen Privilegien. In den verschiedenen Spitälern, woselbst man sie massenweise zusammengepfercht hatte, war es mir kaum möglich, Eingang zu finden, als ich sie besuchen wollte; ich musste mir fast mit Gewalt Bahn zu ihnen brechen. Mit welcher Dankbarkeit nahmen diese wackeren Leute meine freundlichen Worte und den ihnen gereichten Tabak an In diesen resignierten, ruhigen und sanften Zügen las man die Gefühle, welche sie nicht auszudrücken vermochten, und ihre Blicke sagten mehr, als alle Dankesworte hätten sagen können; besonders aber zeigten sich die Offiziere sehr gerührt über die ihnen gewidmete Pflege. Sie wurden zwar ebenso wie ihre Soldaten mit Menschlichkeit behandelt, allein die Brescianer vermochten es nicht, sich zu bezwingen, ihnen auch etwas Wohlwollen zu bezeigen. In dem Spital, in welchem der Fürst von Isenburg untergebracht war, bewohnte derselbe mit einem andern deutschen Fürsten ein kleines, aber ziemlich gut eingerichtetes Zimmer.

Mehrere Tage hintereinander teilte ich Tabak, Pfeifen und Zigarren in den Kirchen und Spitälern aus, wo der Geruch des von etlichen hundert Menschen gerauchten Tabaks sehr nützliche Dienste leistete gegen die giftigen Ausdünstungen, welche der Aufenthalt so vieler Kranken in diesen von drückender Hitze erfüllten Lokalitäten verursachte. Der in Brescia vorrätige Tabak war sehr bald aufgezehrt, und man war gezwungen, solchen von Mailand kommen zu lassen. Das Tabakrauchen war auch fast das einzige Mittel, welches die Besorgnisse der Verwundeten vor einer Amputation verminderte; an Mehreren wurde die Operation vorgenommen während sie die Pfeife im Mund hatten, und Viele starben, während sie rauchten.

Ein achtbarer Bewohner von Brescia, Herr Carlo Broghetti, führte mich mit äußerster Zuvorkommenheit in seinem Wagen von einem Spital der Stadt zum andern und half mir meine Tabakgeschenke verteilen, welche von den Kaufleuten in Tausenden von kleinen Tüten zurecht gemacht worden waren; diese Tüten wurden von freiwilligen Soldaten in großen Körben hinter uns hergetragen. Überall war ich wohl aufgenommen. Nur ein lombardischer Arzt, Graf Calini, wollte nicht gestatten, dass in dem seiner Leitung anvertrauten Militärspital von San Luca die Zigarrengeschenke ausgeteilt würden, während alle andern Ärzte im Gegenteil sich darüber ebenso erkenntlich zeigten, als die Kranken selbst. Dieser kleine Anstand schreckte mich übrigens nicht ab, und ich darf wohl sagen, dass dies das einzige Hindernis und die einzige, wenn auch unbedeutende Schwierigkeit war, die mir begegnete; bis dahin war ich nirgends auf einen Widerstand dieser Art gestoßen und, was noch mehr erstaunen mag, ich war nicht ein einziges Mal genötigt, meinen Pass oder meine Empfehlungen von Generalen an andere Generale vorzuweisen, und meine Brieftasche war von derartigen Briefen angefüllt.[25]

---

[25] Namentlich von dem durch sein gutes und leutseliges Wesen und durch seine ausgezeichneten militärischen Eigenschaften so bekannten General Marquis von Beaufort d' Hautpoul. Er war Chef des Generalstabs in dem Armee-Corps, welches Toscana besetzt halte. Seitdem stand er als Oberkommandant an der Spitze der syrischen Expedition. – General de Beaufort ist der Neffe des verstorbenen Grafen de Budé, welcher Mitglied des Generalrates des Aix-Departements war und im Juli 1862 in Genf starb, von allen, die ihn kannten, tief betrauert.

Ich hielt mich deshalb dadurch nicht für geschlagen, und noch an demselben Nachmittag gelang es mir nach einem neuen Versuch in San Luca eine Menge Zigarren an die wackeren Kranken auszuteilen, welche ich unschuldigerweise die Qualen des Tantalus hatte erdulden lassen. Als sie mich zurückkommen sahen, stießen sie Ausrufe der Freude und des Vergnügens aus.

Während meiner Wanderungen begab ich mich auch in eine Reihe von Zimmern in dem zweiten Stock eines ausgedehnten Klosters, eine Art von Labyrinth, dessen Erdgeschoss und erster Stock mit Verwundeten angefüllt waren; in einem dieser oberen Zimmer fand ich 4 oder 5 in Fieber liegende Verwundete, in einem andern 10 bis 15, in einem dritten etwa 20, alle in Betten untergebracht, allein ohne dass man sie aufmerksam gepflegt hätte; sie beklagten sich auf das Bitterste, dass sie während mehrerer Stunden keinen Krankenwärter gesehen hätten und baten mich auf das Inbrünstigste, ich möchte ihnen ein wenig Fleischbrühe reichen lassen, anstatt des eiskalten Wassers, das ihnen bis dahin als Getränk gedient habe.

Am äußersten Ende eines sehr langen Korridors in einem vollständig abgelegenen Zimmer starb, gänzlich allein gelassen und hingestreckt auf seinem elenden Bett, ein junger Bersagliere, der vom Wundfieber befallen war. Obschon er noch vollkommen bei Leben schien und die Augen weit offen hatte, so war er doch nicht mehr imstande, die an ihn gerichteten Worte zu verstehen, und wohl aus diesem Grund hatte man ihn sich selbst überlassen. Viele französische Soldaten baten mich, an ihre Verwandten zu schreiben, andere wollten, dass ich an ihren Hauptmann, der in ihren Augen ihre abwesende Familie ersetzte, ihre Briefe richtete. Im Spital San Clemencia widmete sich eine Dame von Brescia, die Gräfin Bronna mit der Selbstverleugnung einer Heiligen der Sorge der Amputierten; die französischen Soldaten sprachen mit wirklicher Begeisterung von dieser Frau, welche sich auch durch die ekelerregendsten Szenen nicht zurückhalten ließ. »Sono madre«, sagte sie mit wirklich ergreifender Einfachheit. »Ich bin Mutter,« – mit diesen Worten ist in der Tat ihre mütterliche Sorgfalt vollständig gezeichnet.

In den Straßen wurde ich sechs bis sieben Mal hintereinander von Einwohnern der Stadt angesprochen, ich solle zu ihnen kommen und ihnen bei den verwundeten Kommandanten, Hauptleuten oder Lieutenants, welche sie in ihren Häusern aufgenommen hatten und auf das

Sorgfältigste verpflegten, als Dolmetscher dienen, da sie die mit ihrer Sprache nicht bekannten Gäste nicht zu verstehen imstande seien.

Einer dieser Verwundeten war unruhig und aufgeregt darüber, dass man ihn nicht verstand, zum großen Leidwesen der ganzen Familie, welche ihn mit den Gefühlen des Mitleides umstand und sich über die üble Laune des Kranken grämte, während ihn Fieber und heftige Schmerzen heimsuchten. In einem anderen Haus lag ein Offizier, dem ein italienischer Arzt Ader lassen wollte und der, in dem Glauben, dass man ihn zu amputieren beabsichtige, mit aller Kraft Widerstand leistete und durch seine Aufregung das Übel nur noch verschlimmerte; die beruhigenden und aufklärenden Worte in der Muttersprache waren bei diesen bedauerlichen Verwechslungen allein imstande, die Invaliden von Solferino zu beruhigen. Mit welcher Sanftmut und Geduld suchten die Bewohner von Brescia diejenigen zu pflegen, welche herbeigekommen waren, um sie und ihr Vaterland von dem fremden Joch zu befreien. Es erfüllte sie mit wirklichem Kummer, wenn ihr kranker Gast dem Tod erlag. Wie rührend war es, ganze, auf diese Weise improvisierte Familien längs der langen Zypressenanlage des St. Johann-Tors bis zum Kirchhof dem Sarg eines französischen Offiziers folgen zu sehen, der ihr Gast seit wenigen Tagen gewesen, dessen Namen sie vielleicht nicht einmal kannten, und den sie jetzt wie einen Freund, wie einen Verwandten, wie einen Sohn beweinten!

Die in den Spitälern sterbenden Soldaten wurden während der Nacht beerdigt, allein man schrieb vorher, und dies zwar in den meisten Fällen, ihren Familiennamen und ihre Ordnungsnummer auf, was vorher in Castiglione nicht geschehen war.

Alle lombardischen Städte betrachteten es als einen Ehrenpunkt, ihren Teil von Verwundeten aufzunehmen. In Bergamo und in Cremona war die Pflege aufs Beste organisiert und die besonders dazu gebildeten Gesellschaften wurden noch durch die Hilfs-Comités der Frauen unterstützt, welche auf das Vollkommenste ihre zahlreichen Kontingente von Kranken pflegten. In einem der Spitäler von Cremona hatte ein italienischer Arzt gesagt: »Wir behalten unsere guten Bissen für die Freunde in der alliierten Armee und werden unseren Feinden nur gerade das Notwendige zukommen lassen, um so schlimmer, wenn sie sterben, und er setzte dann, um sich über diese etwas barbarischen Worte zu entschuldigen, hinzu, dass nach den Berichten, welche einige von Verona und Mantua zurückgekommene italienische Soldaten brachten, die

Österreicher die Verwundeten der franko-sardischen Armee vollständig hilflos ließen. Eine edle Dame von Cremona, die Gräfin ***, welche diese Worte gehört hatte und die mit ganzem Herzen sich der Pflege in den Hospitälern widmete, sprach darüber ihre Missbilligung aus und erklärte, dass sie den Österreichern und den Alliierten vollständig dieselbe Pflege angedeihen lasse und durchaus keinen Unterschied zwischen Freunden und Feinden mache; »denn« setzte sie hinzu, »unser Herr Jesus Christus kannte auch keinen Unterschied zwischen den Menschen, sobald es sich darum handelte, ihnen Gutes zu tun«. Obgleich es nicht unmöglich ist, dass Gefangene der alliierten Armee von den Österreichern anfänglich etwas grob behandelt wurden, so waren doch die obigen Berichte unrichtig oder mindestens übertrieben und die getanen Äußerungen mindestens nicht gerechtfertigt.

Was die französischen Ärzte betrifft, so taten sie alles, was in ihren Kräften stand, ohne sich um die Nationalität der Verwundeten zu bekümmern, und es war ihnen nur leid, dass sie ihre Arbeitskräfte nicht vervielfältigen konnten. Hören wir hierüber den Dr. Sonrier. »Es erfüllt mich immer wieder mit tiefer Trauer«, sagte er, »wenn ich an einen Saal von 23 Betten denke, in welchem zu Cremona die am schwersten verwundeten Österreicher lagen. Ich sehe sie noch vor mir, diese entstellten erdfarbigen Gesichter mit ihren durch die Erschlaffung und das Einatmen der verpesteten Luft zusammengeschrumpften Wangen, wie sie mit durchdringendem Geschrei als eine letzte Gnade die Abnahme eines Gliedes verlangten, das man noch hatte erhalten wollen, um die Unglücklichen nur einem schauerlicheren Todeskampf zu überantworten, bei dem wir ohnmächtige Zuschauer sein mussten!«

Der General-Intendant von Brescia Herr Faraldo, Dr. Gualla, der Direktor der Spitäler dieser Stadt, Dr. Commissetti, Chefarzt der sardinischen Armee, und Dr. Carlo Cotta, Sanitäts-Inspektor der Lombardei, wetteiferten in der Hingebung für die Kranken und Verwundeten, und ihre Namen verdienen auf die ehrenvollste Weise nach dem des berühmten Baron Larrey, dem ärztlichen Chef-Inspektor der französischen Armee, genannt zu werden. Dr. Isnard, Oberarzt l. Klasse, zeichnete sich durch eine bemerkenswerte Gewandtheit als Arzt und Administrator aus; neben ihm könnten wir noch in Brescia Herrn Thierry de Maugras und eine ganze Reihe mutiger und ausdauernder Chirurgen nennen, welche sich nicht minder verdient machten; denn es ist jedenfalls gewiss, dass wenn jene, welche töten, auf Ruhm

Anspruch erheben, auch diejenigen eine rühmende Achtung und Erkenntlichkeit ihrer Mitmenschen verdienen, welche, und zwar oft genug mit Gefahr ihres Lebens, heilen.

Ein anglo-amerikanischer Chirurg, Dr. Norman Bettun, Professor der Anatomie in Toronto, im oberen Kanada, kam nur deshalb von Straßburg, um seine Mithilfe jenen ausgezeichneten Männern anzubieten. Von Bologna, Pisa und anderen Städten Italiens waren die Studenten der Medizin herbeigeeilt. Außer den Bewohnern von Brescia hatten auch einige durchreisende Franzosen, Schweizer und Belgier gute Dienste geleistet und sich auf alle mögliche Weise den Kranken angenehm gezeigt; so brachten sie ihnen namentlich Orangen, Sorbet, Kaffee, Limonade und Tabak. Einer von ihnen wechselte einem Kroaten einen Guldenschein, nachdem dieser seit einem Monat alle Leute, welche kamen um dieselbe Gefälligkeit angegangen hatte, da er mit diesem Papiergeld, dieser bescheidenen, sein ganzes Vermögen ausmachenden Summe in dieser Gestalt keinen Gebrauch machen konnte.

Im San Gaetano-Spital zeichnete sich besonders ein Franziskaner in seinem Eifer für die Kranken aus und ein junger, wiederhergestellter, piemontesischer Soldat von Nizza diente als Dolmetscher zwischen den Kranken und den lombardischen Ärzten, da er Französisch und Italienisch sprach und deshalb auch zu diesem Zweck beibehalten wurde. In Piacenza dessen drei Spitäler von Privatleuten und Damen, welche den Dienst als Krankenwärter und Krankenwärterinnen versahen, besorgt wurden, war besonders eine dieser Letzteren sehr eifrig, eine junge Dame, deren Familie sie vergebens bat, auf den Dienst in den Spitälern wegen der bösen und ansteckenden Fieber zu verzichten. Sie erfüllte ihre Aufgabe mit solcher Unermüdlichkeit und zeigte dabei eine solche liebenswürdige Güte, dass die Soldaten in ihrer Verehrung von ihr sagten: »Sie macht das Spital zu einem Aufenthalt der Freude!« —

Ach, wie nützlich würden in diesen lombardischen Städten etwa 100 freiwillige, gewandte und geübte Krankenwärter und Krankenwärterinnen gewesen sein! Sie hätten um sich die zerstreuten Hilfskräfte sammeln können, welche überall einer belehrenden Leitung bedurften; denn es fehlte nicht allein für diejenigen, welche Ratschläge und Anleitungen geben konnten, an Zeit, dies zu tun, sondern dem größten Teil der Geübteren gingen auch selbst die notwendigsten Kenntnisse und die Praxis ab, sodass sie nur ihren eigenen guten Willen darbringen konnten, der hier ungenügend und oft genug erfolglos war. Was konnten in der Tat einer so umfangreichen und dringenden Arbeit gegenüber eine Handvoll einzelner Personen tun, wenn sie auch von dem bestem Willen beseelt wären! Und nach acht bis zehn Tagen war auch schon der liebreiche Eifer der Bewohner von Brescia, so ungekünstelt er auch anfangs gewesen, bedeutend abgekühlt; sie fühlten sich ermattet und mit nur wenig Ausnahmen der Sache überdrüssig. Außerdem musste den minder einsichtsvollen und verständigen Bürgern, welche in die Kirchen oder Spitäler eine für die Kranken ungesunde Nahrung brachten, der Eintritt versagt werden; mehrere, welche recht gerne ein oder zwei Stunden bei den Kranken sich aufgehalten haben würden, verzichteten darauf, sobald sie hierfür einer Erlaubnis bedurften und zu Erlangung derselben umständliche Formalitäten erfüllen sollten; und die Fremden, welche geneigt gewesen wären, sich nützlich zu zeigen, stießen bald auf diese, bald auf jene Weise, auf Hindernisse, welche sie auf ihren Vorsatz verzichten ließen. Allein freiwillige, gutgewählte und fähige Krankenwärter, von durch die Behörden geduldeten und sanktionierten Gesellschaften geschickt, hätten ohne Mühe alle diese Schwierigkeiten überwinden und ohne Zweifel viel Gutes tun können.

Während der ersten acht Tage nach der Schlacht hatte man sich um die Verwundeten, bei welchen die vorübergehenden Ärzte mit leiser Stimme und kopfschüttelnd gesagt: »Hier ist nicht mehr zu helfen!« Nur wenig mehr bekümmert und sie starben, ohne dass man es besonders zu bemerken schien. Und war dies nicht natürlich bei der geringen Zahl der Krankenwärter und der ungeheueren Masse von Verwundeten? War es nicht logisch, wenn auch grausam, sie zu Grunde gehen zu lassen, ohne sich weiter um sie zu bekümmern, und ohne ihnen die so kostbare Zeit zu widmen, welche für die noch heilbaren Soldaten nötig war?

Die Zahl dieser Unglücklichen, welche man auf diese Weise im Voraus verurteilte, war ungemein groß, und sie waren durchaus nicht taub gegen diesen unwiderruflichen Urteilsspruch; denn sie bemerkten bald genug ihr Verlassensein, und mit gerissenem, Groll erfülltem Herzen stießen sie den letzten Seufzer aus, ohne dass sich jemand ihrer annahm. Einem derselben sollte sein Ende noch trauriger und schmerzhafter werden durch die Nachbarschaft eines jungen, leicht verwundeten Zuaven, dessen frivole und schlecht angebrachte Späße ihm keine Ruhe ließen, und durch den Todeskampf eines andern Unglücksgefährten, der ihn, dem Tod Verfallenen, im Voraus die Qualen erkennen ließ, die er bald selbst zu erdulden haben werde; und endlich sollte er auch noch gewisse Leute erblicken, welche, als sie ihn dem Tod nahe sahen, seine Schwäche benutzten, um in seinem Tornister zu wühlen und alles, was ihnen behagte, sich anzueignen. Und für diesen Sterbenden lagen seit acht Tagen Familienbriefe auf der Post, welche, wenn er sie erhalten hätte, ihn noch in seiner letzten Stunde getröstet haben würden; er hatte die Wächter gebeten, sie ihm zu holen, damit er sie noch vor seinem Tod lesen könne; allein sie antworteten ihm mit kalter Grobheit, dass sie dazu keine Zeit und Wichtigeres zu tun hätten.

Es wäre für dich, armer Märtyrer, besser gewesen, wenn du von einer Kugel getroffen inmitten des Gemetzels, inmitten dieser glänzenden Schrecknisse, durch welche man den sogenannten Ruhm erkämpft, durch einen tödlichen Schuss rasch den Tod gefunden hättest! Dein Name wäre mindestens von einem Lichtschein von Glanz umgeben gewesen, wenn du neben deinem Obersten bei der Verteidigung der Regimentsfahne gefallen wärest; ja, es wäre auch selbst noch besser für dich gewesen, lebend von den Bauern eingescharrt worden zu sein, als man dich bewusstlos auf dem Zypressen-Mamelon oder in der Médole-Ebene aufgelesen – dein Todeskampf hätte nicht lange gedauert, indessen du jetzt eine ganze Reihe von Todeskämpfen auszustehen hast, das Feld der Ehre nicht mehr vor dir siehst, sondern den kalten und kläglichen Tod mit allen seinen Schrecken, und während deinem Namen kaum das kurze Beiwort ›verschwunden‹ als letzte Grabesschrift dienen soll.

Wo ist jetzt diese unaussprechliche begeisternde Trunkenheit, welche in so geheimnisvoller und unerklärlicher Weise diesen wackeren Kämpfer beseelte beim Beginn des Feldzuges und am Morgen der Schlacht von Solferino, in jenem Augenblick, da er sein Leben in die Schanze schlug und in seinem mutigen Vorandringen nach dem Blut seiner Gegner lechzte, das er mit so leichtem, frohem Herzen vergoss? Was ist aus dieser Sucht nach Ruhm geworden, welche alle diese bleichen Verwundeten bei den ersten Kämpfen, oder bei dem siegenden Einzug in die lombardischen Städte beseelte, was aus dem Kampfeseifer, der noch tausendfach erhöht wurde durch die melodischen und stolzen Töne der Kriegsmusiken und die anfeuernden weithin schallenden Trompetentöne, in welche sich das unheimliche Pfeifen der Kugeln, der erzitternde Schall der Bomben, das Zischen der Raketen und das Krachen der zerplatzenden Granaten mischte, in jenen Stunden, wo der Enthusiasmus, das Trotzen gegen die Gefahr und eine heftige, unwiderstehliche Aufregung jeden Gedanken an den Tod verbannte? In diesen zahlreichen lombardischen Spitälern vermochte man zu sehen und zu lernen, um welchen Preis sich das erkauft, was die Menschen in so pomphafter Weise Ruhm nennen, wie teuer dieser Ruhm bezahlt wird!

Die Schlacht von Solferino ist die einzige des 19. Jahrhunderts, welche in Rücksicht auf die Verluste mit den Schlachten von Borodino Leipzig und Waterloo in gleiche Linie gestellt werden kann. Man zählte in der Tat als Resultat des 24. Juni 1859 an Getöteten oder Verwundeten in der österreichischen und franko-sardinischen Armee 3 Feldmarschälle, 9 Generale, 1560 Offiziere jeden Grades, wovon 630 österreichische und 936 alliierte, und etwa 40.000 Soldaten und Unteroffiziere[26]. Zwei Monate nachher konnte man ... für die drei Armeen noch 40.000 Mann beizählen, welche am Typhus und anderen Krankheiten, teils in Folge der ungeheuren Strapazen vom 24. Juni oder der unmittelbar vorhergehenden und nachfolgenden Tage, teils in Folge der schädlichen klimatischen Einflüsse bei der tropischen Hitze in den Ebenen der Lombardei, teils auch durch die Unvorsichtigkeiten der Soldaten selbst ihren Tod fanden. – Ganz abgesehen vom Standpunkt des Militärs und des Ruhmes wäre somit die Schlacht von Solferino in

---

[26] Französische Zeitungen und andere Veröffentlichungen haben die Behauptung aufgestellt, dass im Augenblick, als der Friedensvertrag von Villafranca unterzeichnet wurde, Feldmarschall Heß eingestanden habe, es wären ihm bei der Schlacht von Solferino 30.000 Mann kampfunfähig geworden; »denn«, soll er gesagt haben, »die gezogenen französischen Kanonen haben unsere Reserven dezimiert.« Allein, es wird wohl erlaubt sein, an der Echtheit dieser Worte zu zweifeln.

den Augen jedes neutralen und unparteiischen Menschen als ein wirklich europäisches Unglück zu betrachten.[27]

Die Transporte von Verwundeten, welche von Brescia nach Mailand stets in der Nacht abgingen (wegen der brennenden Sonnenhitze des Tages), boten durch die mit verstümmelten Soldaten gefüllten Waggons einen ungemein traurigen und ergreifenden Anblick dar und so besonders die Ankunft in den von einer traurigen, stillen Volksmasse angefüllten Bahnhöfen, welche der fahle Schein von Pechfackeln beleuchtete; in dieser dicht gedrängten, von Mitgefühl tief bewegten Menge hielt jeder Einzelne wie im Einverständnis den Atem an, während das Klagen und das unterdrückte Stöhnen aus den Waggons bis zu ihnen drang.

---

[27] Lassen wir hierüber Paul de Molènes sprechen, welcher als Stabsoffizier der französischen Armee der Schlacht beiwohnte und dessen edles Herz ihn folgende Zeilen niederschreiben ließ, welche vollständig zu unserm Gegenstand passen: »Nach der Schlacht von Marengo, derjenigen von 1800, welche doch noch lange nicht in Beziehung auf das Gemetzel der Schlacht von Solferino gleichkommt, bemächtigte sich Napoleon I. eines jener plötzlichen und überwältigenden Gefühle, welche den Ratschlägen der Politik fremd, selbst die Eingebungen des Genies zu verdrängen im Stande sind, eines jener Gefühle, das Geheimnis von Heldenseelen, welche unter dem Auge Gottes die verborgensten Fibern des Gewissens erwecken. – ›Auf dem Schlachtfeld‹, schrieb er an den Kaiser von Österreich, ›inmitten der Leiden von einer Menge Verwundeter und umgeben von 15.000 Leichnamen, beschwöre ich E. M., auf die Stimme der Menschlichkeit zu hören.‹ Dieser Brief, den uns ein berühmter Geschichtschreiber der heutigen Zeit vollständig wiedergibt, hat mich lebhaft ergriffen. Derjenige, welcher ihn schrieb, war selbst davon bewegt und überrascht. Und in seine Überraschung mischte sich dennoch nicht jene geheime Reue, vor welcher die Menschen oft durchdrungen werden, wenn sie bei ihrem Erwachen, wie sie sagen, ihren Verstand anklagen, dass er geschlummert und ihr Herz eine edelmütige Tat habe vollführen lassen. Er nahm unter der unerwarteten, ursprünglichen Form diesen Gedanken auf, dessen Ursache er begriff und achtete. Diese Quelle des Gedankens nun, welche dem Sieger von Marengo jenen Erbarmens- und Trauerschrei erpresste, brach sich durch die Schlacht von Solferino«, setzt Paul de Molènes hinzu, »von neuem Bahn.«

Die Österreicher hatten bei ihrem Rückzug bis zum Garda-See, während des Juni, die lombardisch-venezianische Eisenbahn auf vielen Punkten auf der Strecke von Mailand nach Brescia und Peschiera unterbrochen; allein diese Linie wurde schnell wieder hergestellt und dem Verkehr übergeben[28], um den Transport des Materials, der Munition und der für die alliierte Armee bestimmten Lebensmittel zu erleichtern und die Entleerung der Spitäler von Brescia zu ermöglichen.

Auf jeder Station waren lange und schmale Baracken aufgeschlagen, um die Verwundeten, sobald sie die Waggons verließen, darin aufzunehmen, zu welchem Zweck sich Betten oder einfach nebeneinander gelegte Matratzen darin befanden; unter diesen sogenannten Schuppen wurden auch noch Tische aufgestellt, welche mit Brot, Fleischbrühe, Wein und namentlich Wasser, sowie mit Charpie und Verbandsbändern, an welchen es stets mangelte, beladen waren.

Die von den jungen Leuten des jeweils berührten Ortes gehaltenen Fackeln verdrängten die Dunkelheit, und die Städter beeilten sich, ihren Tribut an Aufmerksamkeit und Dankbarkeit den Siegern von Solferino darzubringen; unter religiösem Schweigen verbanden sie die Verwundeten, welche mit väterlicher Sorgfalt aus den Waggons gehoben und dann auf die für sie bereit stehenden Lagerstätten gebracht wurden; die Damen des Ortes reichten erfrischende Getränke und Lebensmittel aller Art sowohl an sie, als auch an die in den Waggons Zurückgebliebenen, welche bis nach Mailand gebracht werden sollten. In dieser letztern Stadt, woselbst in jeder Nacht gegen tausend Verwundete ankamen[29], wurden während mehreren Nächten die Märtyrer von Solferino mit der gleichen Bereitwilligkeit und Zuneigung aufgenommen, wie seiner Zeit die Sieger von Magenta und Marignano.

---

[28] Dieses Resultat ist namentlich der Tätigkeit und der Energie des mailändischen Bankiers Carl Brot zu danken, welcher das einzige in der Stadt zurückgebliebene Mitglied des Verwaltungsrates der lombardisch-venezianischen Eisenbahnen war.

[29] Gegen die Mitte des Junis 1859 und somit vor der Schlacht von Solferino beherbergten die Spitäler von Mailand in Folge der vorhergehenden Kämpfe gegen 9.000 Verwundete; das Spital Maggiore oder große Zivilspital (im 15. Jahrhundert von Bianca Bisconti, der Gemahlin des Herzogs Sforza, gegründet) hatte allein deren gegen 3.000 aufgenommen.

Allein jetzt wurden nicht mehr Rosenblätter von den beflaggten Balkonen der prachtvollen Paläste der mailändischen Aristokratie aus den Händen der niedlichen und schönen, durch ihren leidenschaftlichen Enthusiasmus noch reizender gewordenen Patrizierinnen auf die glänzenden Epauletten und die von Gold und Edelsteinen funkelnden Kreuze herab geworfen; man empfing diese verstümmelten Krieger mit heißen Tränen, mit dem Ausdruck schmerzlicher Bestürzung und eines Mitgefühls, das sich bald in christliche Ergebung und geduldige Entsagung verwandelte.

Alle Familien, welche Wagen besaßen, holten am Bahnhof Verwundete ab, und es waren von den Mailändern zu diesem Zweck mehr als fünfhundert solche Equipagen gesendet worden; die reich geschmückten Kaleschen, sowie die bescheidensten Wagen führen jeden Abend nach der Porta Tosa an den Bahnhof der Eisenbahn von Venedig. Die edlen italienischen Damen rechneten es sich zur Ehre an, eigenhändig die ihnen zufallenden Verwundeten in ihren mit Matratzen, Leintüchern und Kopfkissen versehenen Wagen bequem unterzubringen und die lombardischen Edelleute fuhren sie alsdann mit Hilfe der ebenso aufmerksamen Diener in ihren prachtvollen Wagen. Die Menge begrüßte beim Vorüberfahren diese Begünstigten, man entblößte das Haupt, Fackelträger schritten zur Seite der Wagen her, und der Schein ihrer Fackeln beleuchtete das Antlitz der Verwundeten, welche zu lächeln suchten; die Menge folgte bis zu den gastlichen Palästen und Häusern, in denen der Leidenden die aufmerksamste Sorgfalt wartete.

Jede Familie wollte ihren französischen Verwundeten haben und suchte auf jede Weise den Leidenden die Abwesenheit vom Vaterland, von den Verwandten und Freunden zu ersetzen; in den Privathäusern, sowie in den Spitälern waren die besten Ärzte um sie beschäftigt.[30] Die angesehensten mailändischen Damen bewiesen ihnen eine unermüdliche Sorgfalt und schreckten vor keiner Dienstleistung zurück; sie wachten mit unerschütterlicher Standhaftigkeit sowohl am Bett des einfachen Soldaten, als des Offiziers; Frau Uboldi di Capei, Frau Boselli, Frau Sala, geb. Gräfin Taverna, und viele andere Damen verzichteten vollständig auf ihre elegante und bequeme Lebensweise, um während ganzer Monate an den Schmerzenslagern der Kranken, deren Schutzengel sie wurden, zuzubringen. Alle diese Wohltaten wurden ohne Prahlerei vollbracht, und die Sorgfalt, die Tröstungen, kurz die Aufmerksamkeiten von jedem Augenblick verdienen wohl neben der Erkenntlichkeit der Familien derer, welche Gegenstand derselben waren, die achtungsvollste Bewunderung jedes Menschenfreundes. Einige dieser Damen waren Mutter, deren Trauerkleider auf erst kürzlich erlittene Verluste deuteten; wir wollen hier nur die wirklich schönen Worte, welche eine dieser Damen zu dem Dr. Bertherand sagte, mitteilen: »Der Krieg hat mir«, sagte die Marchese E*** zu ihm, »den ältesten meiner Söhne geraubt; er starb vor acht Monaten in Folge einer Schusswunde, die er erhielt als er

---

[30] Die Bewohner von Mailand mussten zum größten Teil und bereits nach wenigen Tagen die bei sich aufgenommenen kranken Soldaten nach den Hospitälern bringen, weil man die ärztlichen Hilfeleistungen nicht nach so vielen Seiten hin zersplittern wollte, und da die so außerordentlich ermüdeten Ärzte nicht so viele Krankenbesuche machen konnten. Die oberste Leitung über die Spitäler der Stadt war dem Dr. Cuvellier anvertraut, der sich auf würdige Weise seiner schweren Aufgabe stellte, welche ihm der Chef-Chirurg der italienischen Armee übertragen hatte.

Dieser Letztere war nach der Schlacht von Solferino auf das Kräftigste unterstützt worden von Herrn Faraldo, dem General-Intendanten von Brescia, dessen Tätigkeit und edle Gefühle nicht genug gerühmt werden können. Als die französische Armee gegen Mitte Juni nach Brescia vorrückte, ließ sie hinter sich hinreichende Räumlichkeiten für die Unterkunft von mehr als Tausend Verwundeten. Es muss hier ebenfalls noch die in humanitärer Beziehung so gute Organisation der französischen Armee erwähnt werden, welche man insbesondere S. C. dem Kriegsminster und Marschall Randon, sowie dem Generalstabs-Chef der italienischen Armee, Marschall Vaillant, und dem General-Adjutanten desselben, General de Martimprey, verdankte.

neben Ihrer Armee bei Sebastopol im Kampf stand. Als ich erfuhr, dass verwundete Franzosen nach Mailand kommen sollten, und dass ich sie pflegen könne, fühlte ich, dass mir Gott den ersten Trost gesendet.«

Gräfin Verri-Vorromeo, die Präsidentin des Zentral-Hilfs-Comités[31] übernahm die Oberleitung der Depots von Leinwand und Charpie und fand außerdem noch Zeit genug, um trotz ihres vorgerückten Alters den Verwundeten während mehrerer Stunden vorzulesen. Alle Paläste hatten Kranke aufgenommen; der auf den Borromeischen Inseln enthielt deren allein 300. Die Superiorin der Ursulinerinnen, die Schwester Marina

---

[31] Die Gräfin Justina Verri, geb. Vorromeo, starb 1860 in Mailand, von allen, die das Glück hatten, sie zu kennen, auf das Tiefste betrauert. – Die Magazine für Charpie und Binden etc. in der Contrada San Paolo, welche von ihr mit wirklicher Intelligenz verwaltet wurden, erhielten ihren regelmäßigen Vorrat durch fortwährende Sendungen aus den verschiedenen Städten und Landesteilen, namentlich aber von Turin, wo die Marchese Pallavicino-Trivulzio sich in ähnlicher Weise wie die Gräfin Verri in Mailand, der Sorge für das Wohl der Verwundeten hingab.

Von Genf und anderen Schweizer Städten, ebenso von Savoyen, wurden bedeutende Ladungen von Linnenzeug und Charpie durch die Vermittlung des Dr. Appia, der in Genf hierzu die Initiative ergriffen hatte, nach Turin gesendet. Bedeutende Summen Geldes waren außerdem dazu bestimmt, den Verwundeten ohne Rücksicht auf ihre Nationalität alle Arten kleiner Annehmlichkeiten zu verschaffen. Die Gräfin G. empfahl zu diesem Zwecke die Bildung eines Comités, und dieser in Paris sehr günstig aufgenommene Vorschlag fand zuerst in Genf seine Ausführung. Von diesem neutralen Gebiet aus, in welchem die Empathie sich natürlich zwischen den kriegführenden Parteien teilte, ließ man die Unterstützungen den offiziellen Comités in Turin und Mailand zufließen, und diese verteilten sie dann unparteisch unter die Franzosen, Deutschen und Italienern.

Die so gute, großherzige und hingebende Marchese Pallavicino-Trivulzio präsidierte in Turin das Haupt-Comité (›Comitato delle Signore per la raccolta di bende, filacce, a pro dei feriti‹) mit der Tatkraft, welche eine so schwere Aufgabe verlangte. – Außerdem hatten sich in Turin andere Comités gebildet, und die Bevölkerung zeigte sich daselbst sehr freundlich gegen die Opfer des Krieges.

Bidemari, stand einem Spital vor, in welchem die größte Ordnung und Reinlichkeit herrschte, und das sie mit ihren Gefährtinnen bediente.

Nach und nach sah man nun kleine Abteilungen wiederhergestellter französischer Soldaten den Weg nach Turin nehmen; ihre Züge waren von der Sonne Italiens gebräunt, die einen trugen den Arm in der Schlinge, andere stützten sich auf Krücken, alle ließen aber die Spuren schwerer Verwundungen erkennen. Ihre Uniformen waren zwar abgenutzt und zerrissen, aber prachtvolles Linnenzeug, mit dem sie die reichen Lombarden versahen, hatte ihre blutbespritzten Hemden ersetzt. »Ihr Blut ist für die Verteidigung unseres Vaterlandes geflossen«, hatten die Italiener zu ihnen gesagt, »wir wollen dasselbe als Andenken bewahren.« Diese noch vor Wochen so starken und kräftigen Leute, jetzt eines Armes oder Beines beraubt oder mit eingehülltem, noch blutendem Kopf, ertrugen ihre Leiden mit Gelassenheit. Aber sie waren ja von nun an nicht mehr imstande, die Laufbahn des Kriegers länger zu verfolgen oder ihren Familien beizustehen, und mancher dachte schon mit schmerzlicher Bitterkeit daran, Gegenstand des Bedauerns oder des Mitleids zu werden und sich und anderen zur Last zu fallen.

Ich kann mich nicht enthalten, mein Zusammentreffen in Mailand auf der Rückreise von Solferino, mit einem ehrwürdigen Greis zu erwähnen, dem Marquis Ch. de Bryas, ehemaligen Deputierten und Maire von Bordeaux, welcher, im Besitz eines großen Vermögens, nur deshalb nach Italien gekommen war, um den Verwundeten beizustehen. Ich war so glücklich, die Abreise dieses edeln Philanthropen nach Brescia zu erleichtern; denn während der ersten Hälfte des Juli waren die Unordnung und der Zudrang an dem Bahnhof der Porta Tosa, wohin ich ihn begleitete, so groß, dass man nur mit ungeheurer Schwierigkeit bis zu den Waggons gelangen konnte. Trotz seines Alters, seiner Stellung und dem öffentlichen Charakter, den er bekleidete (denn er war, wenn ich mich nicht irre, von der französischen Verwaltung mit einer mildtätigen Mission betraut worden), gelang es ihm dennoch nicht, einen Platz in dem Zug zu finden, mit dem er abreisen sollte. Dieser kleine Vorfall möge zum Beweis dienen, welche Menschenmenge die Zugänge zu dem Bahnhof und den Bahnhof selbst umdrängte.

Ein anderer fast tauber Franzose war ebenfalls 200 Meilen weit hergekommen, um seine Landsleute zu pflegen; als er jedoch in Mailand die österreichischen Verwundeten so sehr verlassen sah, widmete er sich ausschließlich der Sorge für sie und suchte mit allen Kräften ihnen so viel Gutes als möglich zu tun, für all das Böse, welches ihm 45 Jahre vorher ein österreichischer Offizier zugefügt hatte. Im Jahre 1814 nämlich, als die Armee-Corps der Heiligen Allianz Frankreich überschwemmten, wurde dieser Offizier bei den Eltern des Franzosen einquartiert, der, noch ganz jung zu jener Zeit, an einer Krankheit darniederlag, welche dem fremden Krieger ein Gegenstand des Ekels war; der Letztere ließ deshalb, ohne dass man ihn daran hätte hindern können, das Kind zur Tür und zum Hause hinauswerfen, und dieses wurde in Folge der brutalen Handlungsweise von einer Taubheit befallen, an welcher es sein ganzes Leben lang litt.

In einem der Spitäler von Mailand wurde ein Sergeant der Zuaven der Garde mit stolzem und energischem Antlitz, dem man ein Bein abgenommen hatte, ohne dass er während der Operation einen einzigen Klageruf laut werden ließ, von einer tiefen Trauer befallen, obgleich sein Zustand sich besserte und die Heilung merkliche Fortschritte machte. Diese täglich zunehmende Trauer war deshalb unerklärlich. Eine barmherzige Schwester, welche selbst Tränen in seinen Augen bemerkt hatte, setzte ihm mit Fragen so lange zu, bis er ihr endlich eingestand, dass er die einzige Stütze seiner betagten und kränklichen Mutter sei, welcher er, so lange er noch wohlauf gewesen, alle Monate fünf Franken, die er sich von seinem Solde ersparte, zugesendet hatte; er befinde sich nun in der Unmöglichkeit sie zu unterstützen, und sie müsse wohl recht in Geldnöten sein, da er ihr diese kleine Rente nicht habe schicken können.

Die von Mitgefühl gerührte barmherzige Schwester gab ihm hierauf einen Fünffrankentaler, welcher sogleich nach Frankreich geschickt wurde; als die Gräfin T.***, welche sich für diesen wackeren und würdigen Soldaten interessierte, und der man die Ursache seiner Trauer mitgeteilt hatte, ihm eine kleine Summe für sich und seine Mutter geben wollte, weigerte er sich, sie anzunehmen und sagte ihr nach herzlichen Dankesworten: »Behalten Sie dieses Geld für andere, die es notwendiger brauchen, als ich, denn was meine Mutter betrifft, so hoffe ich, ihr den nächsten Monat ihre Pension schicken zu können, da ich nun wohl bald arbeiten kann.«

Eine der angeseheneren Damen Mailands, die einen geschichtlich bekannten Namen trägt, hatte einen ihrer Paläste mit 150 Betten für die Verwundeten zur Verfügung gestellt. Unter den in diesem prachtvollen Gebäude untergebrachten Soldaten befand sich auch ein Grenadier des 70. Regimentes, der nach überstandener Amputation in Todesgefahr war.

Die Dame, welche den Verwundeten zu trösten suchte, lenkte auch das Gespräch auf seine Familie, und der Soldat erzählte ihr endlich, dass er der einzige Sohn von Bauern in dem Gers-Departement sei, dass er keinen andern Kummer habe, als sie im Elend lassen zu müssen, indem er allein sie habe unterstützen können; »es wäre ein großer Trost für ihn« setzte er hinzu, »wenn er noch vor seinem Tod seine Mutter umarmen könnte.« Die Dame entschloss sich plötzlich, ohne ihm etwas davon zu sagen, von Mailand abzureisen, fuhr mit der Eisenbahn nach dem Gers-Departement zu der Familie, deren Adresse sie sich von dem Soldaten hatte geben lassen, nahm dessen Mutter mit sich, nachdem sie dem kränklichen Vater 2000 Fr. zurückgelassen hatte, und brachte nun die arme Bäuerin mit nach Mailand, wo sechs Tage nach jener Unterredung der Grenadier weinend und seine Wohltäterin segnend seine Mutter umarmte.

Aber weshalb haben wir hier so viele schmerzliche und ergreifende Auftritte geschildert und vielleicht so manche peinliche Gefühle geweckt? Weshalb mit Vorliebe gerade solche erschütternde Gemälde mit einer fast gesuchten Ausführlichkeit vor den Augen der Leser aufgerollt?

Auf diese so natürliche Frage sei es uns erlaubt, mit einer anderen Frage zu antworten: Wäre es nicht möglich, *freiwillige* Hilfsgesellschaften zu gründen, deren Zweck ist, die Verwundeten in Kriegszeiten zu pflegen oder pflegen zu lassen!?

Da man wohl verzichten muss auf die Wünsche und Hoffnungen der Mitglieder der Gesellschaft der Friedensfreunde oder auf die Traumgebilde des Abbé von Saint Pierre und die Inspirationen des Grafen von Sellon; da die Menschen fortfahren, sich gegenseitig zu töten, ohne sich zu hassen, und da der größte Ruhm im Krieg darin besteht, so viele Menschen als möglich zu töten; da man offen erklärt, wie Graf Joseph de Maistre versichert, dass ›der Krieg etwas Göttliches sei‹, da man täglich mit einer Beharrlichkeit, die eines besseren Zieles wert wäre, immer schrecklichere Zerstörungsmittel als die bisherigen erfindet, und die Erfinder dieser Mordwerkzeuge von den meisten europäischen Großstaaten, in denen man sich immer mehr rüstet, noch begünstigt werden; weshalb sollte man nicht die Zeit der momentanen Ruhe und Friedensstille benutzen, um eine Frage von so hoher Wichtigkeit sowohl vom Standpunkt der Menschlichkeit, als von dem des Christentums zu entscheiden?

Sobald einmal dieser Gegenstand einem jeden zum Nachdenken unterbreitet wird, so wird dies nicht ermangeln, ohne Zweifel auch Betrachtungen und Schriften von gewandteren und kompetenteren Personen hervorzurufen; allein sollte nicht alsogleich ein solcher, den verschiedenen Zweigen der großen europäischen Familie zur Beurteilung übergebener Gedanke schon jetzt die Sympathien und die Aufmerksamkeit all Jener beschäftigen, welche ein Gefühl für die Leiden ihrer Mitmenschen im Herzen tragen? Die Gesellschaften dieser Art würden, einmal konstituiert und permanent eingesetzt, während den Zeiten des Friedens wohl keine bestimmte Tätigkeit haben[32], allein sie wären dann für den Fall eines Krieges vollständig organisiert; sie sollten auf alle Fälle in den Ländern, in denen sie bestehen, auf das Wohlwollen der Landesfürsten zählen können und bei Kriegsfällen von den Monarchen der kriegführenden Mächte die nötige Erlaubnis erhalten und alle möglichen Erleichterungen finden, um ihre Aufgabe nach Kräften erfüllen zu können. Diese Gesellschaften sollten deshalb in Bezug auf ihre innere Organisation in jedem Land als Mitglieder des leitenden oberen Comités Männer in sich aufnehmen, welche durch ihre achtungswerten Eigenschaften allgemein geschätzt sind. Die Comités hätten dann einen Aufruf ergehen zu lassen an alle Personen, welche, von den Gefühlen der wahren Philanthropie durchdrungen in dem geeigneten Augenblick bereit wären, sich dieser Aufgabe zu widmen und diese Aufgabe würde bestehen: 1. in Übereinstimmung mit den Militärverwaltungen, d. h. mit ihrer Unterstützung und im Notfall unter ihrer Leitung, die nötige Hilfe und Pflege auf dem Schlachtfeld selbst während des Gefechtes den Verwundeten angedeihen zu lassen; alsdann 2. diese Pflege der Verwundeten bis zu ihrer vollständigen Wiederherstellung in den Spitälern fortzusetzen.

Eine so ganz natürliche Hingebung findet sich weit häufiger als man glaubt, und manche Personen, wenn sie einmal sicher sind, nützlich sein zu können, und überzeugt, durch die Ermutigung und die von der obersten Verwaltung gewährte Erleichterung, jetzt besser etwas Gutes

---

[32] Diese Gesellschaften könnten übrigens selbst bei epidemischen Krankheiten oder bei Unglücksfällen, wie Überschwemmungen und Feuersbrünsten, große Dienste leisten; der philanthropische Zweck, aus dem sie hervorgegangen wären, ließe sie überhaupt bei allen Gelegenheiten wirksam sein, wo ihre Tätigkeit Nutzen bringen könnte.

tun zu können, würden nun sicherlich und selbst auf ihre eigenen Kosten herbeikommen, um während kurzer Zeit eine so ungemein philanthropische Aufgabe zu erfüllen. In diesem für so egoistisch und kaltherzig verschrienen Jahrhundert, welche Anziehungskraft müsste es nicht für edle und gefühlvolle Herzen, für ritterliche Charaktere haben, den gleichen Gefahren wie die Krieger zu trotzen, und dabei eine ganz freiwillige Mission des Friedens, der Tröstung und der Selbstverleugnung zu erfüllen?

Die Beispiele der Geschichte beweisen, dass es durchaus nichts Grillenhaftes ist, auf solche Hingebungen zu zählen und um hier nur deren zwei bis drei zu erwähnen, so wird man sich wohl des Erzbischofs von Mailand erinnern, des heil. Carolo Vorromeo, welcher aus seiner Diözese nach dieser Stadt kam, als die Pest von 1576 in derselben hauste und, ohne die Ansteckung zu fürchten, den Einwohnern Hilfe leistete und sie zu ermutigen suchte. Und wurde sein Beispiel nicht im Jahr 1627 von Frederico Vorromeo nachgeahmt? Wurde nicht Bischof Velzunce von Castel-Moron berühmt durch seine heroische Hingebung, welche er bei den Verheerungen dieser grausamen Landplage in den Jahren 1720 und 1721 in Marseille an den Tag legte? Hat nicht ein John Howard Europa durchreist, um die Gefängnisse, Lazarette und Spitäler zu besuchen? Die Schwester Marthe von Besançon war ja auch in den Jahren 1813 bis 1815 dafür bekannt, dass sie die Verwundeten der Alliierten sowie die der französischen Armee verband; und vor ihr hatte sich eine andere Klosterfrau, die Schwester Barbara Schyner, im Jahre 1799 in Freiburg ausgezeichnet durch die Pflege der Verwundeten der feindlichen Armee und derjenigen der Armee ihres Vaterlandes.

Allein, wir wollen hier namentlich nur zwei solcher in neuerer Zeit vorgekommene Fälle erwähnen, welche in dem orientalischen Krieg vorkamen und vollständig zu unserem Gegenstand passen. Während die barmherzigen Schwestern die Verwundeten und Kranken der französischen Krim-Armee pflegten, kamen vom Norden und Osten zwei edle Legionen hingebender Krankenwärterinnen, von zwei heiligen Frauen geführt, bei der russischen und bei der englischen Armee an. Kaum war nämlich der Krieg ausgebrochen, als die Großfürstin Helena-Pawlowna von Russland, geb. Prinzessin Charlotte von Württemberg und Witwe des Großfürsten Michael mit nahe an 300 Damen St. Petersburg verließ und diese Damen übernahmen nun den Dienst der Krankenwärterinnen in den Spitälern der Krim, wo sie Tausende russischer Soldaten retteten.[33] Anderseits erhielt Miss Florence Nightingale, welche die Spitäler von England und die hauptsächlichsten Barmherzigkeits- und Wohltätigkeitsanstalten auf dem Festland besucht und sich, indem sie auf die angenehme Lebensweise ihres Standes verzichtete, wohltätigen Zwecken gewidmet hatte, einen dringenden Aufruf von Lord Sidney-Herbert, zu jener Zeit Kriegssekretär des Britischen Reiches, in welchem sie ersucht wurde, die Pflege der englischen Soldaten im Orient zu übernehmen. Miss Nightingale, deren Namen seitdem im Volksmunde lebt, zögerte keinen Augenblick, diesen Vorschlag, für den sie auch das Herz ihrer Monarchin eingenommen wusste, anzunehmen, und sie reiste im November 1854 über Konstantinopel und Scutari mit 37 englischen Damen, welche gleich nach ihrer Ankunft in der Krim die so zahlreichen Verwundeten von Inkerman[34] zu pflegen Gelegenheit hatten. Im Jahr 1855 folgte ihr Miss Stanley mit 50 neuen Gefährtinnen, wodurch es Miss Nightingale möglich wurde, nach Balaklava zu gehen und dort die Spitäler zu besuchen. Man weiß ja, was ihre glühende Liebe für die leidende Menschheit in der Krim für Gutes vollführte.[35]

Allein wie viele andere Beweise von Hingebung, sowohl in der neueren als in der älteren Zeit und von denen wohl die meisten unbekannt geblieben sind, wie viele waren mehr oder weniger erfolglos, weil sie

---

[33] Während des Orientkriegs vom Winter 1854/1855 besuchte der Kaiser von Russland, Alexander II. die Spitäler der Krim. Dieser mächtige Herrscher, dessen ausgezeichnetes Herz und dessen großmütige menschenfreundliche Seele bekannt genug sind, war von dem Schauspiel, das sich seinen Blicken darbot, so tief ergriffen, dass er sich von diesem Augenblick an entschloss, Frieden zu schließen, da es ihm widerstrebte, die Metzeleien fortdauern zu lassen, welche eine so große Zahl seiner Untertanen in diesen bejammernswerten Zustand versetzten.

[34] Stadt auf der Halbinsel Krim

[35] Das Bild der Miss Florence Nightingale, wie sie während der Nacht mit einer kleinen Laterne in der Hand die weiten Schlafsäle der Militärspitäler durchwandert, und den Zustand jedes Kranken sich aufschreibt, um ihm die notwendigste Hilfe verschaffen zu können, wird sich wohl niemals aus den Herzen derer verwischen lassen, welche Gegenstand oder Zeuge dieser bewunderungswürdigen Barmherzigkeit waren, und die Geschichte wird den Namen dieser Frau für immer in ihren Annalen bewahren.

allein standen und nicht durch zusammengreifende und wohlorganisierte Anordnungen unterstützt wurden.

Wenn solche freiwillige Krankenwärter den 24., 25. und 26. Juni in Castiglione, oder zur selben Zeit in Brescia wie auch in Mantua und Verona gewesen wären, welch unberechenbares Gute hätten sie hier wohl leisten können? Wären sie nicht während dieser schrecklichen Nacht vom Freitag auf den Samstag, da sich Klagen und durchdringende Hilferufe aus der Brust von Tausenden von Verwundeten rangen, welche bei den furchtbarsten Schmerzen von der unaussprechlichen Qual des Durstes geplagt wurden, von dem größten Nutzen gewesen?

Wenn der Fürst von Isenburg in seinem besinnungslosen Zustand etwas früher durch mitleidige Hände von diesem feuchten, blutgetränkten Boden aufgehoben worden wäre, so würde er nicht heute noch an den Wunden leiden, welche durch die Vernachlässigung von mehreren Stunden sich ungemein verschlimmert hatten; und wenn man nicht zufällig, durch sein Pferd auf ihn aufmerksam gemacht, ihn unter so vielen Leichnamen hervorgezogen hätte, würde er nicht wegen Mangel an Hilfe zu Grunde gegangen sein, wie so manche anderen Verwundeten, welche nicht weniger Geschöpfe Gottes sind, und deren Tod nicht minder schmerzlich ihre Familien berührt haben wird? Glaubt man nicht, dass diese schönen jungen Mädchen und diese guten Frauen von Castiglione noch viele der verstümmelten oder entstellten Krieger, welche noch zu heilen waren, hätten pflegen können? Es genügte aber hier nicht an schwachen und oft unwissenden Frauen, nein es hätten mit und neben ihnen erfahrene, taugliche und entschlossene Männer tätig sein sollen, welche, im Voraus organisiert in das Ganze Ordnung gebracht haben würden, um alle jene Unglücksfälle und Fieber zu vermeiden, welche die Wunden nur verschlimmern und sie schnell genug tödlich werden lassen.

Wenn man eine hinlängliche Anzahl Gehilfen gehabt hätte, um bei dem Aufsuchen der Verwundeten in der Ebene von Médole und in den Schluchten von San Martino, sowie auf den Abhängen des Fontana-Berges oder der Mamelons von Solferino tätig zu sein, so würde man nicht den 24. Juni während vieler langen Stunden jenen Bersagliere jenen Ulanen oder jenen Zuaven in so drückender Todesangst, in der so bitteren Furcht des Verlassenseins gelassen haben; diese Unglücklichen versuchten trotz ihrer furchtbaren Schmerzen sich zu erheben, und gaben vergebens von der Ferne und wiederholt Zeichen, damit man eine

Tragbahre nach ihrer Seite hinbringe. Endlich würde man nicht in den schrecklichen Fall gekommen sein, wie dies nur zu wahrscheinlich den andern Tag geschehen, noch Lebende mit den Toten zu begraben.

Bei besseren und vollkommeneren Transportmitteln[36] würde man jenem Jäger der Garde die schmerzhafte Amputation in Brescia erspart

[36] Sobald man bessere Transportmittel anwendet, so werden auch die so häufigen Verschlimmerungsfälle während der kurzen Strecke vom Schlachtfeld bis zum Feldlazarett vermieden werden, und dadurch vermindert sich auch die Zahl der Amputationen und selbstverständlich die Ausgaben für jeden Staat, der die Invaliden zu pensionieren gezwungen ist.

Mehrere Chirurgen haben in letzter Zeit den Transport der Verwundeten zum Gegenstand besonderer Studien gemacht; so erfand Dr. Appia einen weichen, leichten und sehr einfachen Apparat, in Folge dessen die Stöße in den Fällen von Kochenbrüchen vermindert werden, und Dr. Martrès hat auch mit günstigem Erfolg seine Aufmerksamkeit dieser Frage zugewendet.

Herr Louis Joubert, ehemaliger Zögling der Chirurgie in den Spitälern von Paris, und jetzt Premier Attaché des kaiserlichen Hauses, hat seit dem italienischen Krieg eine Tornister-Tragbare oder ein Tornisterbett mit einem sehr einfachen und sinnreichen Mechanismus erfunden, welches so bedeutende Vorteile bietet, dass man bereits eine gewisse Anzahl dieser Transportapparate den französischen Expeditionstruppen nach Mexiko und Cochinchina* mitgab. Mehrere Regierungen, welche bereits die Nützlichkeit dieses Tornisterbettes erkannten, haben dasselbe angenommen, und seine Anwendung ist auch schon in Frankreich bei den Zivilverwaltungen, in großen industriellen Betrieben, wie Hüttenwerken, großen Bauhöfen, Minen etc. ziemlich allgemein. Das Tornisterbett kann zu gleicher Zeit als Schutzzelt, Feldbett, provisorisches Spitalbett und als gedeckte Tragbahre mit Kopfkissen dienen. *[Cochinchina, deutsch auch Kotschinchina, ist eine alte Bezeichnung für den Süden Vietnams und Teile des östlichen Kambodschas, zwischen 1863 und 1954, vor allem für die französische Kolonie dieses Namens.]

Der Apparat des Herrn Joubert ist durch seine glückliche Zusammensetzung, seine große Leichtigkeit, seine Form und sein geringes Volumen allen früheren und neueren Systemen vorzuziehen, und besteht aus Teilen, welche den Soldaten schon bekannt und auch sonst nützlich sind. Sollten diese Gesellschaften, welche wir entstehen sehen möchten, nicht in ganz besonderer Weise jene zu ehren suchen, welche, wie Herr Joubert, ihr Talent und ihre Nachtwachen so menschenfreundlichen und wohltätigen Nachforschungen oder Erfindungen widmen!

haben, die allein nur dadurch notwendig geworden war, weil dem Verwundeten während des Weges von dem Feldlazarett seines Regiments bis nach Castiglione auch gar keine ordentliche Pflege gewidmet worden war. Sollte der Anblick dieser jungen Invaliden, welche, nun eines Armes oder eines Beines beraubt, so traurig in ihre Heimat zurückkehren, nicht ein Gefühl der Reue oder des Bedauerns wachrufen, dass man nicht den bedenklichen Folgen der Verwundungen zuvorkam, welche durch schnelle und rechtzeitige Hilfe oft so leicht zu heilen gewesen wären? Und würden diese in den Lazaretten von Castiglione oder in den Spitälern von Brescia verlassenen Sterbenden, von welchen mehrere sich in ihrer Sprache nicht verständlich machen konnten, ihren letzten Seufzer scheltend und fluchend ausgestoßen haben, wenn jemand bei ihnen gewesen wäre, um sie anzuhören und zu trösten[37].

Hätte nicht trotz dem Eifer, den die lombardischen Städte und die Einwohner von Brescia an den Tag legten, noch ungeheuer Vieles getan werden können? In keinem Krieg und in keinem Jahrhundert hatte man so viele schöne Beweise von Barmherzigkeit gesehen; und doch reichten dieselben durchaus nicht aus bei so vielen Leidenden, welche eine Unterstützung in Anspruch nahmen, und außerdem galt auch die meiste Sorgfalt nur der alliierten Armee und durchaus nicht den Österreichern, und sie war hervorgerufen durch das Gefühl der Erkenntlichkeit eines Volkes, das von einer fremden Unterdrückung befreit wurde, und in der ersten, augenblicklichen Aufwallung von Enthusiasmus und Sympathie zu jedem Opfer sich bereit fand.

Es ist wahr, es gab in Italien mutige Frauen, deren Geduld und Ausdauer kein Ziel kannte, allein ach! ihre Zahl war nicht sehr groß; die ansteckenden Fieber hielten gar viele Personen ab, und die Kranken-wärter und sonstigen Bediensteten entsprachen nicht auf lange Zeit den an sie gestellten Anforderungen. Für eine solche Aufgabe kann man keine gedungenen Personen brauchen, welche von Ekel abgeschreckt oder durch die Müdigkeit fühllos, hartherzig und faul gemacht werden. Anderseits bedarf es schneller Hilfe; denn was heute einen Verwundeten

---

[37] Während des Krieges in Italien wurden selbst einige Soldaten von einem solchen Heimweh erfasst, dass sie, ohne andere Krankheit und ohne irgendeine Verwundung, daran starben.

retten kann, rettet ihn morgen nicht mehr; oft bei dem geringsten Zeitverlust kann der Brand eintreten, der den Kranken hinwegrafft[38].

Man muss deshalb freiwillige Krankenwärter und Krankenwärterinnen haben, welche gewandt, vorbereitet oder eingeweiht sind, um bei einem solchen Hilfswerk tätig sein zu können, und die auch, durch die Anführer der kriegführenden Armeen anerkannt, in ihrer Mission unterstützt und durch jedwede Erleichterung begünstigt werden. Das Personal der militärischen Lazarette ist immer ungenügend, und wenn man es auch verdoppeln und verdreifachen wollte, so würde es dennoch nicht aus- reichen; man muss immer wieder zum Publikum seine Zuflucht nehmen, man ist dazu gezwungen, und man wird immerwährend dazu gezwungen werden; denn nur seine Mitwirkung macht die Erreichung des vor- gesteckten Zieles möglich.

Es handelt sich deshalb darum, einen Aufruf, eine Bitte an die Männer aller Länder und jeden Ranges ergehen zu lassen, von den Mächtigen dieser Welt bis zu den ärmsten Arbeitern; denn *alle* können auf die eine oder andere Weise und jeder in seiner Art und nach seinen Kräften bei dieser guten Tat mitwirken. Ein Aufruf dieser Art würde den Frauen ebenso gut als den Männern gelten, der auf den Stufen eines Thrones sitzenden Prinzessin ebenso wohl als der dienenden und ergebenen Waise oder der auf Erden allein stehenden Witwe, kurz allen, welche ihre letzten Kräfte der Linderung der Leiden ihres Nächsten widmen

---

[38] Beim Beginn des italienischen Feldzuges und ehe noch irgendein Gefecht geliefert wurde, hatte Frau N.*** bei einer Abendgesellschaft in Genf den Vorschlag gemacht, ein Comité zu bilden, um den Verwundeten Hilfe zu leisten; mehrere Personen, an die sie sich deshalb wandte, fanden diesen Vorschlag etwas verfrüht, und auch ich konnte mich nicht enthalten, darauf mit der Bemerkung zu antworten: »Wie mag man daran denken, Charpie zu bereiten, ehe es nur einen einzigen Verwundeten gegeben hat.« Und doch, wie nützlich wäre schon bei den ersten Gefechten diese Charpie in der Lombardei oder im Venezianischen gewesen? Es ist somit durch die sich mir darbietenden Tatsachen, die ich hier mitteilte, meine Ansicht in dieser Beziehung geändert worden, und in Folge dessen sah ich mich auch veranlasst, einige Bemerkungen über diesen Gegenstand mit einfließen zu lassen; der Himmel wolle geben, dass dieselben eine bessere Aufnahme finden, als ich sie den Vorschlägen der Frau N. im Mai 1859 angedeihen ließ!

wollen; man würde ihn sowohl an einen General oder Feldmarschall, als auch an einen Philanthropen und einen Schriftsteller richten, der von seiner Arbeitsstube aus in seinen Veröffentlichungen mit Talent eine Frage aufzufassen imstande wäre, welche die ganze Menschheit interessiert, und die in beschränkterem Maß jedes Volk, jede Gegend, ja selbst jede Familie berührt; denn nirgends weiß man sicher, ob man sich den Folgen eines Krieges entziehen könne. Wenn nach der Schlacht von Solferino ein österreichischer und ein französischer General an dem gastfreundlichen Tisch des Königs von Preußen nebeneinander sitzen konnten, um sich in guter Freundschaft zu unterhalten, was würde sie wohl gehindert haben, eine des allgemeinen Interesses und der allgemeinen Aufmerksamkeit so würdige Frage zu prüfen und zu besprechen?

Bei außerordentlichen Gelegenheiten wie jene, welche in Köln und in Chalons kriegserfahrene Fürsten von so verschiedenen Nationalitäten zusammenbrachten, wäre es da nicht wünschenswert, dass man diese Art von Kongress benutzte, um irgendeinen internationalen, vertragsmäßigen und geheiligten Grundsatz festzustellen, der, einmal angenommen und gegenseitig anerkannt, als Basis zur Errichtung von Hilfsgesellschaften für Verwundete in allen Teilen Europas dienen würde? Es wäre um so notwendiger, sich im Voraus über solche Maßregeln zu vereinigen und sie festzustellen, da jeweils mit dem Beginn von Feindseligkeiten die kriegführenden Mächte schon schlecht genug aufeinander gestimmt sind, und nur solche Fragen in Berücksichtigung zu ziehen geneigt sein dürften, welche zunächst ihre eigenen Angehörigen betreffen.[39]

Die Humanität und die Zivilisation verlangen gebieterisch nach dem hier angedeuteten Werk; es scheint uns, dass dessen Vollführung selbst eine Pflicht wäre, zu deren Erfüllung jeder irgend einflussreiche Mann seine Unterstützung und jeder Wohldenkende irgendeinen Gedanken beitragen sollte.

---

[39] Beruft man nicht kleine Kongresse von Gelehrten, Juristen, Astronomen, Statistikern, Ökonomen, welche über weit geringere Fragen sich zu besprechen haben, und gibt es nicht internationale Gesellschaften, welche sich mit Industrie, Wohltätigkeit, öffentlichen Nutzen etc. beschäftigen?

Welcher Fürst, welcher Monarch könnte diesen Gesellschaften seine Unterstützung versagen, und wer von ihnen wäre nicht glücklich, den Soldaten seiner Armee die volle Sicherheit zu verschaffen, dass sie, sobald sie verwundet sind, alsogleich und in der sorgfältigsten Weise gepflegt werden? Welcher Staat würde denen nicht seinen Schutz gewähren, welche auf diese Weise das Leben brauchbarer Bürger zu erhalten suchen? Ein Krieger, der seinem Vaterland dient, oder es verteidigt, hat er nicht Anspruch auf die Sorge seines Vaterlandes? Welcher Offizier, welcher General, wenn er seine Soldaten sozusagen als ›seine Kinder‹ betrachtet, sollte nicht wünschen, dass die Aufgabe der Krankenwärter erleichtert werde? Welcher Militär-Intendant, welcher Ober-Chirurg würde nicht dafür erkenntlich sein, wenn eine Anzahl intelligenter Personen ihm beistehen und unter einer guten Leitung diesem Zweck dienen wollte[40].

Ist es endlich nicht in einer Zeit, in welcher man viel von Fortschritt und Zivilisation spricht und in welcher die Kriege einmal nicht immer vermieden werden können, ist es da nicht dringend notwendig, *Alles* zu tun, um den Schrecken derselben zuvorzukommen, oder diese mindestens so viel wie möglich zu mildern, und zwar nicht allein auf den Schlachtfeldern, sondern auch und namentlich in den Spitälern während der so langen und schmerzensreichen Wochen, welche die Unglücklichen dort zuzubringen haben?

---

[40] Durch die Gesellschaften, wie wir sie im Auge haben, würde man noch den Vorteil haben, dass man alle Verschleuderung und die unrechtmäßige Verteilung der zugesendeten Unterstützungen vermiede. Während des orientalischen Krieges z. B. wurden von St. Petersburg aus bedeutende Ladungen von Charpie, welche von russischen Damen gesammelt worden waren, nach der Krim geschickt. Allein, die Ballen, anstatt in die Spitäler zu gelangen, wohin sie adressiert waren, kamen in die Papierfabriken, welche sich ihrer natürlich wie einer Ware für ihre Industrie bemächtigten.

Um dieses Werk zur Ausführung zu bringen, ist ein hoher Grad von Hingebung von Seiten einer gewissen Anzahl von Personen nötig[41], aber sicherlich würde es bei dieser Gelegenheit an den notwendigen Geldmitteln nicht fehlen. In Kriegszeiten wird wohl *jeder* seine, wenn auch noch so kleine Gabe darbieten, sobald von Seiten der Comités die betreffenden Aufforderungen an ihn gelangen; die Völker bleiben nicht kalt und gleichgültig, sobald die Söhne des Landes sich schlagen; das Blut, das bei den Gefechten vergossen wird, es ist ja dasselbe, welches in den Adern der ganzen Nation fließt. Es wäre darum kein Hindernis irgendwelcher Art zu fürchten, das den Fortgang der vorgeschlagenen Unternehmung stören könnte. Die Schwierigkeit liegt nicht da, sondern es handelt sich nur darum, ein solches Werk auf ernsthafte Weise vorzubereiten und zu sehen, wie man diese Gesellschaften zusammensetzen könnte?[42]

---

[41] Auf alle Fälle bedarf es zur Bildung der Comités nur des guten Willens von Seiten einiger achtbarer Männer, welche bei irgendwelcher Beharrlichkeit durchaus nicht berufen sein würden, sich selbst auf außerordentliche Weise zu betätigen. – Man hätte Cadres nötig, welche, gleichsam im Verborgenen, eine Art Generalstab bildeten, unter der Leitung großherziger Philanthropen, welche, stets bereit zum Handeln, während des Friedens, ohne sich aufzulösen, mehr oder minder untätig blieben. – Die in verschiedenen Gegenden und in verschiedenen Örtlichkeiten organisierten Comités würden wohl, wenn auch voneinander unabhängig, sich doch miteinander zu verständigen und in Verbindung zu setzen wissen, sobald irgendein Krieg auszubrechen drohte.

[42] »Man muss durch so ergreifende Beispiele, wie diejenigen, welche Sie erzählen, erkannt haben«, so schrieb mir unter dem 19. Oktober 1862 der verehrte General Dufour, »was der Ruhm auf den Schlachtfeldern an Martern und Tränen kostet. Man lässt sich nur zu oft verleiten, die glänzenden Seiten eines Krieges zu sehen, und die Augen vor den traurigen Folgen desselben zu verschließen ... Es ist gut«, setzt der berühmte General der Schweizerischen Eidgenossenschaft hinzu, »die öffentliche Aufmerksamkeit auf diese Frage der Humanität zu lenken, und dazu scheint mir Ihre Schrift ganz besonders geeignet. Eine aufmerksame und fortwährende Prüfung vermag mit Hilfe der Philanthropen aller Länder die Lösung derselben herbeizuführen ...«

Wenn die furchtbaren Zerstörungsmittel über welche die Völker in diesem Augenblick verfügen, auch für die Zukunft die Dauer der Kriege verringern, so scheint uns doch, dass die Schlachten dadurch auch um so mörderischer werden; und in einem Jahrhundert, in welchem das Unerwartete eine so große Rolle spielt, können da nicht von der einen oder andern Seite auf die plötzlichste und unerwartetste Weise Kriege entstehen? – Liegt nicht in dieser Überzeugung allein Grund genug, um sich nicht überraschen zu lassen?

* * * * *

Der Aufruf hat Gehör gefunden, und aus vielen Ländern Europas sind zahlreiche Beweise von wahrer Sympathie für diese Anregung und zwar von Personen jeden Ranges (aus dem Militär- und dem Zivilstand) dem Verfasser geworden, welcher mehr als jemals von der Überzeugung durchdrungen ist, dass diese Gesellschaften gebildet werden können und sollen.

# Anhang

## Notiz,

dem Verfasser mitgeteilt von Herrn Louis Joubert,
Premier Attaché des Hauses S. M. des Kaisers Napoleon III.,
ehemaligen Schüler der Chirurgie, Offizier mehrerer Orden etc.:

Darlegung der Funktion der Tornister-Tragbahre oder den
Sac-Brancard, ein Ambulanz-Apparat für den Zivil- und
Militär-Dienst[43].

* * * * *

## Militärische Tornister-Tragbahre

Die militärische Tornister-Tragbahre spielt zugleich die Rolle:

1) einer Tragbahre mit Kopfunterlage und Decke
2) eines Schutzzeltes
3) eines Feldbettes
4) eines provisorischen Spitalbettes.

Sie besteht aus Teilen, die alle dem Soldaten bekannt sind. Ihr ganzes
Gewicht beträgt nur neun Kilogramm. Sie kommt weit billiger zu
stehen, als alle bis jetzt bekannten derartigen Apparate. Ein einziger
Mann kann sie schnell nach allen Seiten hin transportieren.

Der Träger kann den Apparat in drei Minuten zurecht richten und
bedarf dann nur des ersten besten Gehilfen, um einen Kranken, einen
Verwundeten oder einen Leichnam wegzutragen.

Die Tornister-Tragbahre kann ebenfalls in drei Minuten auseinander
gelegt und nach Wunsch unter zwei Träger verteilt werden.

Sie verliert keine ihrer vorherigen Eigenschaften als Sack oder Tornister, und kann immerwährend dazu benutzt werden, Effekten, Munition,
Charpie oder Medikamente aufzunehmen.

Die militärische Tornister-Tragbahre ist deshalb bestimmt:

---

[43] Die nützliche Erfindung des Herrn L. Joubert fand von Seiten mehrerer
europäischer Regierungen die schmeichelhafteste und wohlverdienteste
Anerkennung.

- für die Lazarette
- für die Regimenter (in bestimmter Zahl unter den Kompanien
  verteilt)
- für Landungstruppen
- für den Dienst der Flotte
- für Kolonialtruppen etc.

In jedem Bataillon muss sich ein Militär befinden, welcher als Porte-Sac (Wundarznei-Gehilfe) unter den speziellen Befehlen des Chirurgen steht und im Tornister die notwendigsten Gegenstände zum Verbinden trägt.

Dieser Feld- und Ambulanz-Apparat kann den Regimentern überall hin folgen, selbst inmitten der Kämpfenden angewendet werden und mit einem Wort den Soldaten bei allen Zufälligkeiten der Expeditionen, wo der Ambulanzdienst ungenügend, beschwerlich ist oder auf Hindernisse stößt, Erleichterung verschaffen.[44]

Der leichte Transport dieser militärischen Tornister-Tragbahre macht es auch nicht mehr nötig, den verschiedenen Armee-Corps Wagen und Maulesel, sowie Ambulanzwagen für Tragbahren mitzugeben, was eine große Ersparnis für die Verwaltung ist.

## Die Zivil-Tornister-Tragbahre

Mittelst unbedeutender Abänderungen wurde die Militär-Tornister-Tragbahre von ihrem Erfinder in eine Zivil-Tornister-Tragbahre verwandelt. Dieses System gewährt dem Apparat noch mehr Leichtigkeit.

Der Tornister enthält eine Feldapotheke, welche dem Apparat beigegeben werden kann oder nicht; anstatt des Zeltes dient gewöhnliche Sackleinwand als Decke für die Tragbahre; ein zwilchener Vorhang, der als Manteljacke auf den Apparat geschnallt ist, kann nach Belieben aufgerollt und zur vollständigen Deckung desselben benutzt werden.

Der Tornister selbst, in besonderer Weise besetzt, kann als Kopfkissen dienen.

Dieses System ist zugleich als Tragbahre und auch als ein geeignetes Bett für Operationen oder dringend notwendige Amputationen zu verwenden.

---

[44] Man hat gefunden, dass die Tornister-Tragbahre in gebirgigen Ländern von besonderem Nutzen ist.

Die Art des Auf- und Abschlagens ist die gleiche, wie bei dem Militär-Apparat. Die Zivil-Tornister-Tragbahre ist bestimmt: für Gemeinden, Flecken, einzeln stehende Häuser, welche von größeren Orten entfernt sind (auf dem Land und an den Meeresküsten) für Orte, wo sich viele Arbeiter befinden, für Eisenbahnverwaltungen, für industrielle, Forst- oder andere Betriebe (in Hüttenwerken, Bauhöfen, Minen etc.), für Feuerlösch-Kompanien.

Die Tornister-Tragbahre ist berufen, außer dem Schlachtfeld auch noch im Frieden große Dienste zu leisten bei der Art fortwährenden Krieges, den die Elemente, dann gewisse lebensgefährliche Industriezweige und andere Zufälle gegen den Menschen führen, und auch ihrerseits das Pflaster der Straßen und die Minengallerien mit Verwundeten und Toten bedecken.

In ganz neuerer Zeit war aus der Elite der chirurgischen und medizinischen, sowie wissenschaftlichen und administrativen Berühmtheiten, auf die Anordnung S. G. des Ministers des Innern, eine Versammlung zusammengetreten und dabei wurden die mit der Tornister-Tragbahre vorgenommenen Proben von dem besten Erfolg gekrönt.

*Januar 1863*

* * * * *

# Notiz ...

... über den Transport der Verwundeten im Feld und über einen bei Schenkel- und Beinbrüchen anzuwendenden Apparat, mitgeteilt von Herrn Dr. Louis Appia, ehemaligen Präsidenten der medizinischen Gesellschaft in Genf, Mitglied der medizinischen Akademie und der Gesellschaften von Turin, Neapel, Kopenhagen, Marseille, Lyon, Bordeaux etc.; Ritter des St. Moritz und des Lazarus-Ordens.

Der Zweck dieser Mitteilung ist, die Aufmerksamkeit auf einen Gegenstand zu lenken, dessen Wichtigkeit und Dringlichkeit der Feldzug in Italien dargelegt hat, nämlich:

- auf die Amputationen im Allgemeinen und auf
- die anzuwendenden Mittel, um die Zahl der Amputationen zu vermindern, ohne das Leben der Verwundeten zu gefährden.

In einem Werk: ›Le chirurgien à Ambulance‹[45] habe ich versucht, zu beweisen, dass die Versuche, bei Schenkel- und Beinbrüchen die betreffenden Glieder zu erhalten, nur in wenig Fällen eine Heilung zulassen, und zwar nur in dem Verhältnis von 35 : 100, und dass bei den sogleich vorgenommenen Amputationen im Vergleich zu den erst später erfolgenden die ersteren einen annähernden Vorteil von 73 : 52 darbieten. Ohne die Wichtigkeit solcher Zahlenverhältnisse bei Beobachtungen dieser Art überschätzen zu wollen, glaube ich doch, dass die Amputation mehr Möglichkeit des Gelingens darbietet, wenn sie alsogleich vorgenommen werden kann. Man wird aber zugeben, dass die Folgen eines solchen chirurgischen Systems sehr bedenklich sind. Durch die Vermehrung der Zahl der Verstümmelten wächst auch die Zahl der für die menschliche Gesellschaft nutzlosen oder wenig nützlichen Individuen an, und werden auch die Finanzen durch die gezwungene Unterhaltung dieser Armee von Invaliden schwer belastet.

Dem ernsten Dilemma gegenüber entweder 1. etliche Glieder zu erhalten, aber viele Leben auf das Spiel zu setzen, oder 2. eine große Zahl von Leben zu erhalten, aber dadurch viele Invaliden zu schaffen, – ist es wohl natürlich, die Frage aufzuwerfen, ob es kein Mittel gebe, um die eine dieser Gefahren zu vermindern, ohne die andere zu vermehren.

Die Bemühungen der Chirurgen können sich sowohl der Art der Behandlung der Wunde zuwenden, als auch auf Anlegung des ersten Verbandes und auf den Transport der Verwundeten sich beziehen. Der eine dieser Punkte fällt mit allen Fragen über die Behandlung der durch Feuerwaffen hervorgebrachten Wunden im Allgemeinen zusammen, und diesen Gegenstand haben wir hier nicht weiter in Betracht zu ziehen.

Allein ist es in Beziehung auf den Transport nicht augenscheinlich, dass derselbe einen unmittelbaren Einfluss auf die Erhaltung des Verwundeten und des verletzten Gliedes hat. Was waren nicht oft die traurigen Folgen eines langen Transportes auf holprigen Wegen in schlecht konstruierten Wagen und bei unvollständig angelegten Verbänden! Die ergreifenden Darstellungen von ›Eine Erinnerung an Solferino‹ bieten uns davon einen bedauernswürdigen Beweis.

---

[45] ›*Le chirurgien à Ambulance*‹: Ein Band im Oktavformat, bei Joel Cherbuliez, Paris und Genf

Wird der Apparat für Knochenbrüche, von welchem ich hier eine Beschreibung geben will, in den verschiedenen Armeen irgendeine allgemeine Anwendung finden? Wir wissen es nicht, allein auf alle Fälle haben die obersten militärischen Sanitätsräte von Paris und Turin ihn in den Militärspitälern geprüft, und er wurde auch in der spanischen Armee während des marokkanischen Krieges beim Transport der Verwundeten angewendet Der Apparat besteht aus sechs oder acht Kissen in Wurstform, von einer Breite von 7 und einer Länge von 70 cm; diese Kissen sind an den Seiten miteinander verbunden, sodass sie ein Ganzes bilden. Sie werden von einer großen viereckigen Leinwand umhüllt, an welcher fünf kleine Schienen oder Brettchen befestigt sind. Der mittelst schmaler lederner Riemen zusammengeschnallte Apparat umhüllt das ganze verletzte Glied und hält es unbeweglich fest.

Die Kissen können von einfacher Leinwand und mit Rosshaar oder mit Heu ausgefüllt sein. Man kann sie auch aus Kautschuk machen, und sie in diesem Fall durch kleine an ihren Endpunkten angebrachte Hähnen mit Luft füllen. Der wichtigste Teil an diesem Apparat ist die lange Schiene, d. h. dasjenige der 5 Brettchen, welches unter dem Glied dasselbe seiner ganzen Länge nach zu stützen hat und deshalb doppelt so lang sein muss als die Übrigen.

Durch einen sehr einfachen Mechanismus ist es mir gelungen, eine Schiene herzustellen, die man willkürlich verlängern und in dieser Verlängerung fast unbiegsam machen kann. Zu diesem Zweck besteht diese Schiene aus zwei Teilen von gleicher Länge, welche übereinander geschoben werden können. Auf diese Weise genügt es, vor Anbringung des Apparates die innere Schiene vorzuschieben, damit die betreffende Schiene die wünschbare Länge für das zu stützende verwundete Glied erhält.

Um jedes Schwanken des Fußes nach einer oder der anderen Seite zu verhindern, ist an dem Endpunkt der langen Schiene eine Holzsohle angebracht, welche an den Fuß geschoben und mit Riemen da festgeschnallt wird. Sobald der Apparat an das Bein angelegt ist, wird jede Bewegung unmöglich; es bleibt dann nur noch übrig, das gesunde Glied an das kranke an zwei Stellen zu befestigen, und der Transport kann ohne Gefahr vorgenommen werden.

In Beziehung auf diesen Transport kommt es natürlich auf den Sitz und auf die Gefährlichkeit der Verwundung an, so wie auf die Distanz, welche man zurückzulegen hat. Das Tragen in freier Hand ist immer schwierig, und kann nicht auf lange Strecken angewendet werden; es sind dazu mindestens zwei Träger notwendig. Da jedoch ihre Hände leicht ausgleiten und sich trennen können, so muss man durch ein sehr einfaches Mittel diesem vorbeugen. Man dreht ein Taschentuch in Strickform zusammen, knüpft die zwei Enden fest aneinander, und nachdem man den auf diese Weise angefertigten Strick zu einer 8 gekreuzt, werden die Hände hineingeschoben und fassen sich unter der Kreuzung. Auf diese Weise ist jedes Ausgleiten unmöglich, und der Transport kann ohne Gefahr auf eine so weite Strecke vor sich gehen, als die Kraft der Arme es erlaubt.

Bei Knochenbrüchen, vorzüglich der untern Gliedmaßen, muss man es vermeiden, den Transport vorzunehmen, ohne dass ein vorläufiger Verband angelegt wurde. Es ist in diesen Fällen immer besser, den Verwundeten zuerst an einen Platz zu bringen, wo er gegen die Geschosse gesichert ist und seinen Transport so lange zu verschieben, bis man das Nötige hat, um den ersten festen Verband anzulegen. Der Transport mit der Tragbahre ist immer dem mit freier Hand vorzuziehen; er sichert dem Körper eine größere Unbeweglichkeit, und derselbe fühlt dabei weit weniger die Bewegungen der Träger.

Eine sehr einfache und sehr solide Tragbahre kann dadurch hergestellt werden, dass man zwei bis drei und selbst vier Hemden aneinander knüpft, und sie dann kreuzweise über zwei Gewehre oder noch besser um zwei hölzerne Stangen, oder kleine zehn bis zwölf Fuß lange Baumstämme befestigt. Auch eine Strickleiter kann als gute Tragbahre verwendet werden. Eine Regel, welche ich hier noch zum Schluss beifügen möchte, ist die, dass man nie die Wegschaffung oder den Transport eines Verwundeten vornimmt, ohne sich vorher mit den übrigen Trägern verständigt zu haben. Es ist gerade hier der Moment, wo der Intelligente Umsicht, schnellen Überblick und festen Willen zeigen kann, und sich die notwendige Autorität erringt.

* * * * *

DER SEIT DEM KRIMKRIEG so allgemein bekannte Namen der Miss Nightingale veranlasst uns, einige Zeilen hierher zu setzen, welche dieselbe über den Gegenstand, der in diesem Buch behandelt ist, schrieb:

*Claydon, Buckinghamshire, Jan. 14. 1863*

»Miss Nightingale read attentively and with great interest the horrible account of the battles written by Monsieur Henry Dunant, she says it is only too faithful a Representation.

She entertains no doubt with regard to Monsieur Dunant's proposal ...«

[*Claydon Buckinghamshire, 14. Januar 1863*

Miss Nightingale hat mit ebenso viel Aufmerksamkeit als Interesse die von Herrn Henry Dunant gegebene Erzählung der schrecklichen Schlachten gelesen, sie sieht in dem Ganzen ein nur allzu treues Bild der Wirklichkeit. Sie hegt keinen Zweifel in Beziehung auf das Ziel, welches der Verfasser dabei verfolgt ...]

* * * * *

DIE EIDGENÖSSISCHE OFFIZIERSGESELLSCHAFT, welche sich mit denselben Fragen beschäftigt hatte, die ›Eine Erinnerung an Solferino‹ hervorrief, schrieb einen Konkurs aus über ›Die Reorganisation des Ambulanzdienstes im Allgemeinen‹ oder über das Studium der Grundsätze der Militär-Chirurgie, wie sie in der eidgenössischen Armee Anwendung finden über die einzuführenden Verbesserungen und über die erste, den Verwundeten zu widmende Pflege. Für den Verfasser der besten Denkschrift über diesen Gegenstand ist ein Preis ausgesetzt.

Außerdem erscheint zu dem medizinischen Journal in Bern eine regelmäßige Beilage unter dem Titel ›Beiblatt für Militärsanitätswesen; herausgegeben von Dr. T. Ruepp, Ambulanzarzt und eidgenössischer Sanitätsinstruktor‹. Dieses Blatt hat den Zweck, die schweizerischen Militär-Chirurgen in Beziehung auf die Arbeiten des schweizerischen Sanitätscorps im Laufenden zu erhalten, und die erste Lieferung enthält Aufklärungen und Einzelheiten über die Gebirgsambulanzen.

* * * * *

DIE GEMEINNÜTZIGE GESELLSCHAFT VON GENF hat in ihrer Sitzung vom 9. Februar 1863 den Beschluss gefasst, die in den Schlussbemerkungen des Buches ›Eine Erinnerung an Solferino‹ angeregten Gedanken in ernsten Betracht zu ziehen, nämlich die Bildung von Hilfsgesellschaften für die Verwundeten und die Zuteilung von freiwilligen Krankenwärtercorps zu den Armeen der kriegführenden Mächte schon bei Friedenszeiten.

Die Gesellschaft wird (durch eine Kommission, an welcher Herr General Dufour teilnimmt) bei dem nächsten Kongress der Wohltätigkeitsvereine, welcher im September 1863 in Berlin stattfindet, eine Denkschrift über diesen Gegenstand vorlegen. Sie wird darin den Wunsch aussprechen, dass der Kongress diese Idee auf das Kräftigste unterstützen, die öffentliche Meinung für sie einnehmen und überall die Regierungen um ihre Ansichten und um ihre Unterstützung angehen möge.

Die Neuenburger Gesellschaft zur Förderung der gemeinnützigen Wissenschaften hat der gemeinnützigen Gesellschaft von Genf ihr lebhaftes Interesse aussprechen lassen, das sie an dieser Frage und an der besonderen in Aussicht gestellten Prüfung nehme.

Die Personen, welche im Interesse des Zweckes, den sich der Verfasser gesetzt, irgendeine Mitteilung zu machen haben, sind gebeten, ihre Briefe, Schriften oder Dokumente zu adressieren an:

*Monsieur Gustave Moynier*
*président de la Société genevoise d'Utilité publique à Genève*

Diese Mitteilungen kommen auf demselben Weg auch in die Hände des Verfassers von ›Eine Erinnerung an Solferino‹, welcher sie mit Dankbarkeit entgegennehmen wird.

*– ENDE –*